LIFESTYLE SCHLANK

SELBSTCOACHING STATT DIÄT

COPRESS

Originalausgabe
3., durchgesehene Auflage 2024

Lothstraße 4
80335 München
ISBN: 978-3-7679-1254-0
Druck: Graspo printing house, Tschechien
www.copress.de
Satz, Layout: BUCHFLINK Rüdiger Wagner, Nördlingen, für bookwise GmbH, München
Foto Titelseite: Björn Jansen

Dieser Titel ist auch als E-Book erhältlich (ISBN 978-3-7679-1254-0).

LIFESTYLE SCHLANK

SELBSTCOACHING STATT DIÄT

Julia Sahm

Inhaltsverzeichnis

Vorwort 6

Einleitung 8

Schritt 1: Übernimm Verantwortung und sieh den Tatsachen ins Auge! 16

Schritt 2: Fälle eine echte Entscheidung und definiere dein Ziel! 24

Schritt 3: Erkenne die gute Absicht deines Verhaltens! 37

Schritt 4: Verändere deine sabotierenden Glaubenssätze! 46

Schritt 5: Entwickle deinen ersten Lifestyleplan! 73

Schritt 6: Lerne die motivierenden Kräfte von Schmerz und Freude zu kontrollieren! 89

Schritt 7: Verändere deine Werte! 96

Schritt 8: Verändere dein Selbstbild! 110

Schritt 9: Sammle Erfahrungen, die dich deinem Ziel näher bringen! 121

Schritt 10: Mache es dir leichter, dein Ziel zu erreichen! 130

Auf in deinen neuen Lifestyle! 146
Danksagung 157
Literaturverzeichnis 159
Register 160

Audiomentalübungen

Ich habe alle Audiomentalübungen aus diesem Buch für dich zum Anhören eingesprochen.
Du findest sie als Gratis-MP3-Download auf meiner Website:
shinecoaching.de/lifestyle-schlank-audiouebungen/
Nutze für den Download bitte das Passwort LSSA1.

Vorwort

Ich bin Julia, dein ganz persönlicher Coach für die nächsten Wochen, und ich werde dich dabei unterstützen, dein Wunschgewicht zu erreichen und vor allem, es langfristig zu halten.

Gemeinsam werden wir dafür sorgen, dass dein Leben an Leichtigkeit gewinnt. Mein Wunsch ist es, dass du nach Beendigung dieses Buchs selbstbewusst, frei und glücklich durch dein Leben gehen kannst. Du wirst dein inneres Strahlen entdecken und die Welt damit bereichern.

Das Thema Übergewicht beschäftigt mich schon mein ganzes Leben. Ich selbst litt zwar nie an starkem Übergewicht, hatte aber stets viele Freunde, die damit zu kämpfen hatten. Immer wieder kamen meine Freunde auf mich zu und fragten nach meinem Rat. Sie wussten allerdings nicht, dass auch ich nicht einfach essen konnte, was ich wollte, ohne dabei zuzunehmen. Doch ich selbst bin sehr diszipliniert, und es fällt mir leicht, etwas durchzuziehen, wenn ich mir etwas vornehme. Folglich hatten alle meine Tipps mit Disziplin zu tun. Trotzdem funktionierten meine gut gemeinten Ratschläge einfach nie. Leider! Spätestens zwei Wochen nach Beginn einer Diät gaben meine Freunde meistens auf.

Zu sehen, wie sehr sie abnehmen wollten und es trotz ihres großen Wunsches nicht schafften, machte mich immer wieder ratlos. Auch zu beobachten, welchen großen Einfluss das Thema nicht nur auf ihre Gesundheit hatte, sondern auch auf ihr psychisches Wohlbefinden, brach mir regelmäßig das Herz. Zugespitzt hat sich die Thematik in meinem Leben, als meine jüngere Schwester, die ich über alles liebe, in der Pubertät ebenfalls übergewichtig wurde und ich miterleben musste, wie sie deshalb in der Schule gehänselt wurde. Das konnte ich einfach nicht ertragen!

Und so entwickelte sich bei mir zu dieser Zeit eine Mission.

Ich wollte eine nachhaltige und ganzheitliche Lösung für das Thema Übergewicht finden! So las ich unzählige Bücher, forschte mich durchs Internet und befragte Ärzte sowie Psychologen dazu. Eine Lösung fand ich jedoch sehr lange nicht. Erst Jahre später, als ich aus anderen persönlichen Gründen eine Coachingausbildung machte, ging mir endlich das entscheidende Licht auf.

Beim Abnehmen geht es nämlich gar nicht um Disziplin, sondern vielmehr um die Art und Weise, wie jemand denkt und fühlt. Um das eigene „Mindset"! Und plötzlich hatte ich zahlreiche Einfälle, wie ich Menschen wirklich helfen konnte, die dauerhaft an Gewicht verlieren wollen.
Damit war die Idee für mein Unternehmen „Shine Coaching" geboren. Ich habe mich mit Shine auf das Thema Übergewicht spezialisiert und mit LIFESTYLE SCHLANK ein Programm entwickelt, das Menschen mittels ihrer persönlichen Weiterentwicklung hilft, an Körpergewicht zu verlieren. Und ich bin so stolz, sagen zu dürfen, dass dieses Programm einfach funktioniert. Mit meinem Podcast, meinem 10-wöchigen Online-Programm und mit der ersten Auflage dieses Buches habe ich schon tausende Menschen dabei unterstützt wieder ein liebevolleres Verhältnis zu ihrem Körper, zu ihrem Essverhalten und vor allem zu sich selbst aufzubauen.
Von mir angeleitet, durchläufst du in diesem Buch ein 10-Schritte-Programm. Wenn du alle Übungen fleißig machst und dabei immer ehrlich zu dir selbst bist, wirst du am Ende die Einstellung zu deinem bisherigen Essverhalten ein für alle Mal geändert haben. Ist der Schalter erst umgelegt, wird dein neues Essverhalten ganz selbstverständlich zu deinem Lifestyle werden. Der Effekt ist deshalb so nachhaltig, weil du nicht einem weiteren gut gemeinten Ratschlag eines Freundes, Ratgebers oder Familienmitglieds folgst, sondern selbst auf die Lösung kommst, wie du dauerhaft an Gewicht verlieren kannst.
Lass uns also gemeinsam in ein neues, wunderbares Abenteuer starten!

Aus Respekt vor der Privatsphäre meiner Klienten nutze ich bei den folgenden Praxisbeispielen bei allen Klienten Fantasienamen außer bei denen, die mir ausdrücklich ihre Zustimmung erteilt haben.

Einleitung

In diesem Buch wird mit verschiedenen Coachingmethoden und Mentalübungen gearbeitet. In den folgenden Absätzen gebe ich dir so einfach und kurz wie möglich etwas theoretisches Hintergrundwissen, damit du die Arbeitsweise besser verstehst, die dich zu deinem Erfolg führt.

Wie Übergewicht entsteht

Anders als häufig vermutet, sind es eben nicht die genetische Veranlagung oder ein „kaputter" Stoffwechsel, die zu Übergewicht führen. Auf diese Mythen komme ich in späteren Kapiteln ausführlich zu sprechen.
Die häufigste Ursache für Übergewicht ist seelischer Natur. Essen ist eben nicht für jeden reine Nahrungsaufnahme. Bei vielen Menschen erfüllt Essen noch einen weiteren Zweck: Es kann die Gefühlslage kurzfristig verbessern. So kann es sein, dass du isst, um Stress oder Frust abzubauen. Essen kann dir aber auch helfen, dich zu trösten oder dich vor etwas zu schützen. Manchmal ist das Essen positiv behaftet und dient der Belohnung. Oft kommen gleich mehrere Faktoren auf einmal zusammen.
Schon als Kind entwickeln wir Menschen Strategien, die dazu dienen, uns in schwierigen Situationen besser zurechtzufinden. Diese wenden wir dann so oft an, bis sie sich in unserem Nervensystem verankert haben.
Wie das funktioniert? Menschen werden mit einer gewissen Anzahl von Neuronen geboren. Neuronen sind kleine Zellen in unserem Nervensystem. Diese Zellen sind bei unserer Geburt zum Großteil noch nicht verknüpft. Sobald wir jedoch etwas Neues lernen, bildet unser Gehirn Verknüpfungen, die dazu dienen, Botschaften innerhalb unseres Körpers senden und empfangen zu können. Je öfter wir dasselbe tun, desto stärker werden diese Verknüpfungen geprägt. Damit unser Gehirn bei gleichen Tätigkeiten nicht jedes Mal von vorn anfangen muss, bildet es Bahnen, die immer wieder genutzt werden können. Das kannst du dir wie bei einem Fluss vorstellen, der sich einen Pfad durch Sandstein bahnt. Je mehr Wasser fließt, desto tiefer wird die Prägung. Bei der Entwicklung

einer Gewohnheit verändert sich tatsächlich auch die Zellstruktur unseres Gehirns. Je öfter wir diese Gewohnheit ausführen, desto stärker werden diese Prägungen. Unser Gehirn liebt Gewohnheiten, weil es sich dadurch weniger anstrengen muss. Da die Bahnen bei Gewohnheiten nicht immer wieder neu geprägt werden müssen, will unser Gehirn generell Verhaltensweisen in Gewohnheiten verwandeln. Auf diese Weise kann es sich öfter mal ausruhen.

Auch dein Übergewicht ist das Resultat unzähliger Gewohnheiten. Du hast dir sozusagen selbst beigebracht, was du tun musst, um ganz mühelos und ohne großen Aufwand übergewichtig zu werden und zu bleiben. Das hast du natürlich nicht absichtlich gemacht. Als Kind hast du dir ja noch keine Gedanken machen können, welche Auswirkungen übermäßiges Essen einmal auf dein Leben haben wird. Durch das ständige Wiederholen bestimmter Verhaltensweisen ist es einfach passiert, dass du dich dazu konditioniert hast, einen übergewichtigen Lifestyle zu leben. Denn Wiederholung ist die Mutter aller Gewohnheiten.

Die gute Nachricht ist: So wie dein Übergewicht durch ständige Wiederholung entstanden ist, kann es durch ständige Wiederholung konstruktiver Prozesse auch wieder aufgelöst werden. So wie du dir einst einen übergewichtigen Lifestyle beigebracht hast, kannst du dir nun beibringen, einen schlanken Lifestyle zu führen.

Die Macht der Wiederholung nutze auch ich in diesem Buch. Wundere dich deshalb nicht, wenn du in den nächsten Kapiteln immer mal wieder denkst, bestimmte Fragen in ähnlicher Form schon einmal beantwortet zu haben. Dabei handelt es sich nicht um Unachtsamkeit der Autorin, sondern um gezielte Konditionierung auf deinen schlanken Lifestyle.

Die Macht des Unterbewusstseins

Eine große Rolle bei deinem Vorhaben abzunehmen spielt auch dein Unterbewusstsein. Aber was ist das Unterbewusstsein genau?

Das Unterbewusstsein ist Teil deines Verstands. Es macht mit etwa 80 % sogar den größten Teil aus. Die übrigen 20 % sind dein Bewusstsein. Es ist für deinen Willen sowie rationales und logisches Denken zuständig. Das Unterbewusstsein hingegen ist der Speicher all deiner Erfahrungen, Eindrücke und Emotionen. Es kann etwa elf Millionen Informationen in der Sekunde verarbeiten; dein Bewusstsein hingegen nur ungefähr 40. Diese Zahlen machen deutlich, wie sehr wir von unserem Unterbewusstsein abhängig sind.

Viele deiner lebensnotwendigen Funktionen laufen unterbewusst ab. So hast du wahrscheinlich noch nie bewusst versucht, deine Blutzirkulation oder deinen Herzschlag zu steuern. Aber auch Verhaltensweisen oder Prozesse laufen oft unterbewusst ab. Das Autofahren ist dafür ein gutes Beispiel: Dabei musst du viele Dinge gleichzeitig tun. Am Anfang hast du dir über jeden Handgriff noch bewusst Gedanken gemacht, mit der Zeit haben sich die Vorgänge jedoch automatisiert. Irgendwann musst du nicht mehr darüber nachdenken, was du beispielsweise tun musst, wenn die Ampel grün wird oder du links abbiegen willst. Ab diesem Zeitpunkt steuert dein Unterbewusstsein die meisten deiner Handgriffe.

Forscher haben zudem herausgefunden, dass das Unterbewusstsein völlig automatisch Entscheidungen trifft, die dein Bewusstsein nicht mehr korrigieren kann. Dein Bewusstsein wird dann höchstens noch nach einer rationalen Begründung für die zuvor getroffene Entscheidung suchen. Vielleicht hast du schon mal erlebt, dass du beim Autofahren plötzlich bremsen musstest. In dem Moment hast du gebremst, bevor dir bewusst war, was überhaupt passiert ist. Erst im Nachhinein nimmst du mit deinem Bewusstsein wahr, dass du aufgrund eines Stauendes oder eines Rehs auf der Fahrbahn gebremst hast.

Ein weiteres Beispiel dafür, wie sehr uns das Unterbewusstsein beeinflussen kann, zeigt ein Experiment, bei dem auf einer Coca-Cola-Dose eine Zitrone abgebildet wurde. Allein durch die Abbildung waren sich die Testpersonen sicher, dass der Inhalt der Dose nach Zitrone schmeckte. In Wirklichkeit handelte es sich jedoch um eine ganz gewöhnliche Coca-Cola. Das vermeintliche Vorwissen der Testpersonen beeinflusste ihren Geschmackssinn.

Vielleicht kannst du dir jetzt schon vorstellen, dass dein Unterbewusstsein auch großen Einfluss auf dein Gewicht hat. Die guten Ratschläge von Familie und Freunden, dass du doch einfach nur ein bisschen weniger essen musst, um an Gewicht zu verlieren, gehen meist ins Leere. Denn diese Ratschläge erreichen lediglich dein Bewusstsein. Deine Handlungen werden jedoch weiterhin von deinem Unterbewusstsein gesteuert. Jetzt könntest du natürlich sagen: „Wenn ich sowieso unterbewusst gesteuert werde, kann ich ja eh nichts machen." Doch, du kannst! Denn

das Unterbewusste sind natürlich auch „nur“ neuronale Prozesse in deinem Gehirn. Diese sind lernfähig und formbar. Du selbst hast es in der Hand, zu deinem Wunschgewicht zu gelangen.
Die zehn Schritte in diesem Buch sind so konzipiert, dass du beim Durchlaufen neue neuronale Verbindungen knüpfst, die dich dabei unterstützen, einen schlanken Lifestyle zu etablieren. Die Übungen sind dazu da, dein Unterbewusstsein von deinem Vorhaben zu überzeugen. So wie die Verhaltensweisen, die dich zu deinem Übergewicht geführt haben, in der Vergangenheit unterbewusst abliefen, können dies in Zukunft auch die Verhaltensweisen tun, die dich zu einem schlanken Lifestyle führen. Das hat den Vorteil, dass unterbewusste Prozesse keine Willenskraft erfordern. Ist dein Unterbewusstsein also erst mal von deinem Vorhaben, schlank zu sein, überzeugt, wird es zu deinem größten Helfer. Es wird dafür sorgen, dass das Erlangen deines neuen schlanken Lifestyles ein automatischer und müheloser Vorgang wird.

Warum Diäten nicht funktionieren

Wie man Übergewicht „bekämpft“, ist ja kein Geheimnis. Jeder, der sich eine Zeit lang an eine Diät hält – egal, welche –, nimmt ab. Sich zwischen „Low Carb“ oder „Low Fat“ zu entscheiden, ist dabei nicht das Problem. Das tatsächliche Problem liegt schlicht darin, dass eine Diät lediglich eine Momentaufnahme ist, keine dauerhafte Lösung.
Nehmen wir einmal an, du nimmst an einem 10-Wochen-Programm teil. In dieser Zeit verlierst du 5 kg. Was machst du nach Ablauf der zehn Wochen? Aller Wahrscheinlichkeit nach wirst du nach der Diät wieder „normal“ essen, also so wie vor der Diät. Jedoch ist das mehr, als dein Körper benötigt. Dein altes Essverhalten ist ja schließlich der Grund, warum du überhaupt erst übergewichtig geworden bist. Wenn du also nach Ablauf einer Diät wieder in alte Muster zurückfällst, wirst du ganz selbstverständlich wieder zunehmen. Du magst dich nach einer Diät zwar äußerlich verändert haben – du bist schlanker –, innerlich ist die Verbindung zwischen Essen und Emotion jedoch nach wie vor aktiv.
Diäten arbeiten mit Verboten. Die Gründe dafür, dass du zuvor zu viel oder die falschen Dinge gegessen hast, werden dadurch jedoch nicht geändert. Besonders schlimm an Diäten ist, dass dir jetzt das Ventil fehlt,

das dir seit jeher zumindest kurz Linderung verschaffte, wenn du nicht mehr weiter wusstest. Wäre Übergewicht also die Ursache deines Leidens, hätte sich diese Ursache nach deiner Gewichtsabnahme aufgelöst und du hättest endlich Ruhe. Dein Übergewicht ist jedoch nur ein Symptom deines Körpers, um dir zu signalisieren, dass etwas nicht stimmt.
Lass einen Moment Revue passieren, was das Resultat all der Diäten, die du in deinem Leben schon gemacht hast, war. Spätestens dann müsste dir klar werden, dass Diäten nicht nachhaltig erfolgreich sind.

> *„Wenn Ideen nicht funktionieren, musst du sie in die Rumpelkammer zu den quadratischen Rädern stellen."*
>
> RICHARD BANDLER

Was also tun? Sich ein Leben lang disziplinieren, auf alles zu verzichten, und nach strengen Regeln leben? Nein, eben nicht! Dich mit Diäten, Verboten oder Verzicht zu bestrafen, bedeutet Kampf – und Kampf erzeugt Stress und Stress erzeugt Hunger. Beim Durchlaufen der zehn Schritte dieses Buchs gehen wir gemeinsam den Kern des Problems an, anstatt mit Diäten immer nur die Symptome zu bekämpfen. Der angestrebte schlanke Lifestyle wird nicht künstlich durch einen straffen Diätplan erreicht, sondern durch inneres authentisches Gesundwerden.

Dein neuer Lifestyle

Wenn du dasselbe tust, was du immer tust, wirst du dieselben Ergebnisse erzielen, die du immer erzielt hast. Wenn du also weiter so isst wie bisher, wirst du übergewichtig bleiben. Wenn du weiter Diäten machst und sonst nichts veränderst, wirst du immer wieder zunehmen, nachdem du so mühsam abgenommen hast.
Der einzige Weg zu dauerhafter Veränderung ist ein neuer Lifestyle. Das bedeutet aber nicht einfach nur, deine Ernährung umzustellen. Denn auch das ist mühsam, wenn es aus einem Zwang heraus entsteht. Ein neuer Lifestyle bedeutet vielmehr, dein Denken umzustellen. Schlanke Personen sind nicht schlank, weil sie so geboren werden und genetisch dazu veranlagt sind. Wie bereits erwähnt, komme ich auf diesen Punkt später noch einmal ausführlich zu sprechen.

Schlanke Menschen sind schlank, weil ihre Art zu denken es Ihnen ermöglicht, einen schlanken Lifestyle zu leben. Sie haben in ihrer Kindheit andere Strategien gelernt als du. Das bedeutet nicht, dass sie keine Laster haben und destruktive Methoden pflegen, um mit ihren Emotionen umzugehen. Vielleicht rauchen, trinken oder spielen sie. Vielleicht sind sie launisch oder aggressiv. Jeder hat sein Laster. In deinem Fall ist es eben das Essen.

Und wie du es dir nicht zur Gewohnheit gemacht hast, Alkohol zu trinken oder zu spielen, um mit deinen Emotionen umzugehen, so hat eine schlanke Person es sich eben nicht zur Gewohnheit gemacht, in solchen Situationen zu essen. Aus diesem Grund hat eine schlanke Person ein anderes Verhältnis zu ihrer Ernährung. Natürlich schmeckt ihr das Essen auch, und natürlich müssen sich auch schlanke Menschen manchmal disziplinieren, nicht zu viel oder die falschen Dinge zu essen.

Diese Disziplin hat jedoch nicht die gleiche Bedeutung, die es für dich hat. Für diese Menschen bedeutet Disziplin beim Essen einen viel geringeren Aufwand als für dich. Stell dir vor, du hast Lust auf ein Glas Prosecco oder Bier. In diesem Fall fühlst du dich sehr wahrscheinlich nicht gezwungen, den Prosecco oder das Bier zu trinken. Du kannst dem Impuls nachgehen und ein Gläschen genießen oder auch nicht. Im zweiten Fall bedauerst du es vielleicht kurz, aber es wird dich nicht weiter beschäftigen. So gibt es bestimmt noch weitere solcher Beispiele, bei denen es dir leichter fällt, dich zusammenzureißen, als anderen Menschen in deinem Umfeld. Vielleicht bist du Gelegenheitsraucher und kannst nicht nachvollziehen, wie jemand morgens als Erstes eine Zigarette rauchen muss. Vielleicht kannst du auch die Menschen nicht verstehen, die ständig auf ihr Handy schauen oder Computerspiele spielen. Vielleicht fällt es dir leichter als jemandem in deinem Umfeld, dich bei Diskussionen zurückzuhalten. Oder vielleicht fehlt dir das Verständnis für eine Freundin, die sich ständig in finanzielle Schwierigkeiten bringt, weil sie beim Shoppen zu viel Geld ausgibt.

Obwohl du vielleicht auch gern mal eine Zigarette rauchst, auf dein Handy schaust, diskutierst oder zum Shoppen gehst, benötigst du in diesen Fällen viel weniger Disziplin, um diesen Impulsen nicht nachzugehen, als beim Essen. Für eine schlanke Person bedeutet es im umgekehrten Fall viel weniger Disziplin, einmal auf einen Nachschlag oder auch ein Stück Kuchen zu verzichten.

Du bist also nicht übergewichtig, weil es dir an Disziplin mangelt, du faul, träge oder gleichgültig bist. In anderen Fällen hast du bestimmt schon oft bewiesen, dass du diszipliniert und fleißig sein kannst. Es fällt dir beim Essen so schwer, weil das Essen neben der Nahrungsaufnahme eben noch viele Zusatzfunktionen für dich erfüllt, und diese haben sich im Lauf der Jahre neuronal verknüpft.
Beim Durchlaufen der zehn Schritte in diesem Buch wirst du erfahren, welche Zusatzfunktionen das Essen für dich persönlich erfüllt und wie du die dadurch entstandenen neuronalen Verknüpfungen auflösen kannst. Sobald das geschehen ist, wird Essen für dich in Zukunft nur noch ein Nahrungs- und Genussmittel sein. Sobald du das Essen nicht mehr dazu benötigst, deine emotionale Verfassung zu ändern, wirst du anfangen, wie ein schlanker Mensch zu denken. Und genau das ist der Schlüssel zum Erfolg. Denn eine neue Art zu denken führt zu einer neuen Art zu leben. Das ist deine Chance, einen schlanken Lifestyle in deinem autonomen Nervensystem zu verankern.
Jetzt geht's los!

> *„Die Straße nach ‚Eines Tages' führt zu einer Stadt namens ‚Niemals'."*
> ANTHONY ROBBINS

Kommt dir das bekannt vor? „Eines Tages, wenn ich mehr Zeit habe, meine Kinder groß sind, ich weniger Probleme habe usw., kümmere ich mich um mein Gewichtsproblem." Nein, nicht „eines Tages"! Genau jetzt. Jetzt ist genau der richtige Zeitpunkt! Du hast dir dieses Buch gekauft, das zeigt bereits deinen großen Wunsch und deinen guten Willen, etwas verändern zu wollen. Jetzt wird es Zeit, aktiv zu werden. Das Buch ist nicht dazu gedacht, einfach nur theoretische Erkenntnisse kennen und verstehen zu lernen. Das Buch hilft dir nicht, wenn du es passiv überfliegst. Du kannst es dir vielmehr als eine Art Workshop vorstellen, den wir gemeinsam durchlaufen. Schritt für Schritt wirst du dich so ein für alle Mal von deinem Übergewicht befreien.
Und nicht nur das. Du wirst dich in diesem Buch gleichzeitig und ganz automatisch persönlich weiterentwickeln. Genau genommen ist das „Schlankwerden" nur das Ergebnis deines persönlichen inneren Wachstums. Aus diesem Grund werden dir die Erkenntnisse und Übungen in diesem Buch auch in anderen Lebensbereichen helfen. Solltest du also

neben dem Erreichen eines schlanken Lifestyles weitere Ziele haben, kannst du das Buch immer wieder zur Hand nehmen und die Übungen auf diese Bereiche hin anwenden. Zusätzlich zu den Inhalten und Übungen im Buch, kann dich mein wöchentlicher kostenfreier Podcast „LIFESTYLE SCHLANK“ dabei unterstützen, das Gelernte fest in deinem Unterbewusstsein zu verankern. Den Podcast findest du auf allen Podcast Apps wie beispielsweise Spotify oder iTunes und auf meiner Webseite shinecoaching.de.
Abschließend liegt mir noch eine Sache sehr am Herzen. Du hast nämlich jetzt gerade in diesem Moment, in dem du diese Zeilen liest, die Möglichkeit, eine Entscheidung zu treffen. Du kannst dieses Buch entweder als mühsame Last oder als spannende Reise zu dir selbst, als Abenteuer und als Chance sehen. Mit dieser Entscheidung bestimmst du darüber, wie sich die nächsten Tage oder Wochen für dich anfühlen werden.

Verändere deine Perspektive, und du veränderst dein Leben.

Unsere Gedanken bestimmen darüber, wie wir uns fühlen. Warum lässt du also nicht Skepsis und Pessimismus hinter dir und startest stattdessen mit Neugier, Offenheit und einem guten Gefühl in dieses Abenteuer?
It’s your time to shine!
Ich wünsche dir unendlich viel Freude auf deiner Reise!

Mit diesem QR-Code gelangst du direkt zu meinem Podcast.
Einen Podcast kannst du dir ähnlich wie eine Radiosendung im Internet vorstellen, in der eine Serie von Audiobeiträgen kostenfrei zur Verfügung gestellt werden. In meinem Podcast erscheint jeden Dienstag eine neue Folge, die sich thematisch rund um die Themen Persönlichkeitsentwicklung, körperliches Wohlbefinden und Selbstliebe drehen.

Schritt 1: Übernimm Verantwortung und sieh den Tatsachen ins Auge!

Stelle höhere Ansprüche an dich selbst!

Der größte Unterschied im Leben der Menschen ist der Unterschied ihrer Ansprüche an sich selbst und an das Leben. Ich erfahre in meinen Coachings leider immer wieder, dass viele meiner Klienten sehr wenig von sich selbst und von ihrem Leben erwarten. Das finde ich sehr schade. Denn das Leben ist dazu da, voll und ganz ausgekostet zu werden.

Das Leben ist immer so schön, wie du es dir machst. Du bist kein Opfer der Umstände, sondern entscheidest selbst, wie und was du mit deinem Leben tun wirst. Natürlich gibt es Schicksalsschläge und Dinge, die außerhalb deiner Kontrolle liegen. Aber was du aus diesen Erlebnissen machst, welche Bedeutung du ihnen gibst und wie du den Rest deines Lebens damit umgehst, hast du selbst in der Hand.

Und alles fängt damit an, welchen Anspruch du an dich selbst und an dein Leben hast.

Wenn deine Ansprüche generell niedrig sind, wirst du dich mit den Faktoren, die dich unglücklich machen, einfach abfinden. Wenn du dir aber mehr zugestehst und daran glaubst, mehr im Leben verdient zu haben, wirst du dich mit den Umständen nicht abfinden, sondern dafür kämpfen, dass du dich besser fühlst. Aus diesem Grund solltest du zuallererst den Anspruch an dich selbst ändern, wenn du mit etwas in deinem Leben unzufrieden bist. Wenn dich dein Übergewicht unglücklich macht, nimm dies keinen Tag länger hin! Selbst wenn du sonst mit deinem Leben zufrieden bist. Warum solltest du dich mit 80 % Zufriedenheit abfinden, wenn du auch 100 % erleben kannst. Du hast mehr verdient, als du dir vielleicht im Moment noch zugestehen möchtest. Du hast das gleiche Recht, gesund, vital, frei, beweglich, fit, leicht, sportlich sowie attraktiv zu sein, wie jeder andere Mensch auch. Und insgeheim weißt du das. Du hättest dir anderenfalls nicht ein solches Buch gekauft und bis zu dieser Stelle gelesen.

Als Coach verstehe ich, dass es beängstigend sein kann, höhere Ansprüche an sich zu stellen. Denn natürlich bedeutet das auch ein größeres Risiko. Je höher die Ansprüche, desto größer ist die Enttäuschung, wenn du deinen Ansprüchen nicht gerecht wirst. Diese Sorge ist jedoch unbegründet. Denn deine Taten wachsen immer exponentiell zu deinen Ansprüchen. Sobald du also höhere Ansprüche stellst, wirst du dich automatisch anders verhalten und diesen Ansprüchen auch gerecht werden. Es lohnt sich, hier mutig zu sein. Denn ohne höhere Ansprüche wirst du dich weiter mit deinem Gewicht abfinden. Dann verharrst du in einem Zustand, den ich gern „gemütliches Elend“ nenne. Sei also selbstbewusst und definiere deine Ansprüche neu!

ÜBUNG

Erhöhe deinen Anspruch!

Schreibe im folgenden Workbook-Teil mindestens fünf Dinge auf, die du in Bezug auf dein Gewicht nicht mehr akzeptieren willst. Lass deiner Kreativität und deinen Gefühlen dabei freien Lauf. Sollten dir mehr als die fünf Punkte einfallen, schreibe auch diese auf. Je mehr Punkte du notierst, desto besser.

BEISPIEL

Vielleicht regt das Beispiel meiner Klientin Vivien deine Kreativität an. Vivien war 37 Jahre alt und wog 134 kg, als sie das erste Mal zu mir ins Coaching kam. Sie erzählte mir, dass ihr Übergewicht sie zwar todunglücklich machen würde, sie aber unfähig sei, etwas dagegen zu tun. Irgendwie denke sie innerlich, dass sie nichts anderes verdient habe. Immer wenn sie ein paar Kilogramm abnahm, empfand sie das als gut genug. Dann verfiel sie wieder in alte Muster und nahm zu. So ging das jahrelang. Gemeinsam analysierten wir ihr Verhalten. Dabei fiel auch Vivien auf, dass sie sehr wenig von sich selbst erwartete. Das sollte sich ändern. Motiviert von den Erkenntnissen, will sie in Zukunft im Bezug auf ihr Gewicht Folgendes nicht mehr akzeptieren:

1. Ich werde nie wieder akzeptieren, dass ich über 75 kg wiege.

2. Ich werde nie wieder akzeptieren, dass ich beim Treppensteigen keine Luft mehr bekomme.

3. Ich werde nie wieder akzeptieren, dass ich eine Kleidergröße über 40 trage.
4. Ich werde nie wieder akzeptieren, dass ich mich nicht ins Freibad traue.
5. Ich werde nie wieder akzeptieren, dass ich ein schlechtes Vorbild für meinen Sohn bin.
Heute wiegt Vivien 68 kg und trägt Kleidergröße 38. Sie geht gern ins Freibad und hat keine Probleme mehr beim Treppensteigen. Sie hatte seit dieser Coachingsitzung mehr von sich selbst verlangt und somit zu ihrem persönlichen inneren Wachstum beigetragen. Gib auch du deinem Leben eine neue Dimension, indem du höhere Ansprüche an dich stellst.

Was wirst du in Bezug auf dein Gewicht nicht länger akzeptieren?

1. ______________________________

2. ______________________________

3. ______________________________

4. ______________________________

5. ______________________________

Hinweis: Wenn du zu den Menschen gehörst, die sowieso schon viel zu hohe Ansprüche an sich selbst stellen, kannst du die Übung auch nutzen, um den Anspruch an die Liebe zu dir selbst zu erhöhen, zum Beispiel mit den folgenden Punkten:

1. Ich werde nie wieder akzeptieren, dass ich so streng und gemein mit mir selbst spreche.
2. Ich werde nie wieder akzeptieren, dass mein Perfektionismus mich so sehr unter Druck setzt.
3. Ich werde nie wieder akzeptieren, dass ich mir zu viel aufhalse und keine Zeit mehr für mich selbst habe.

Schluss mit Rechtfertigungen!

Nichts wird besser im Leben, wenn man nicht zugibt, dass etwas falsch läuft. Leider wollen wir Menschen nur in den seltensten Fällen zugeben, dass etwas falsch läuft. Und wenn wir es schon zugeben, dann haben wir zumindest eine verdammt gute Erklärung dafür, warum es falsch läuft. Wir erzählen uns selbst Geschichten und rechtfertigen mit diesen unser Verhalten. Diese Rechtfertigungen erkennt man oft an einem großen ABER:

> »Ich würde ja kalorienärmer essen,
> ABER mir fehlt die Zeit, um zu kochen,
> ABER meine Kinder mögen keine kalorienarme Küche,
> ABER ich bin abends immer zu müde zum Kochen,
> ABER in der Arbeit gibt es nur deftiges Essen usw.,«

um nur wenige Beispiele zu nennen.

Ich habe keine Zeit

Eine der häufigsten Rechtfertigungen, die mir in meiner Praxis zu Ohren kommt, lautet: „Ich habe keine Zeit." Dabei ist Zeit das Einzige, das allen Menschen in gleichem Maße zur Verfügung steht. Menschen haben unterschiedlichen Zugang zu Nahrung und Bildung, sie sind unterschiedlich intelligent oder körperlich stark. Chancengleichheit ist in den meisten Fällen mehr eine romantische Vorstellung als Realität. Aber eines haben alle Menschen gemeinsam: Jeder Mensch hat am Tag 24 Stunden zur Verfügung – egal, ob er Farmer in Australien ist, Hedgefonds-Manager in Zürich oder Filmstar in Hollywood. Du hast also nicht einfach keine Zeit, weil du mit weniger Zeit geboren wurdest. In Wahrheit bestimmst allein du selbst, was du mit deiner Zeit anfängst. Du organisierst die 24 Stunden, die dir pro Tag zur Verfügung stehen. Es ist also eine Frage der Priorität und der Kreativität, wie du dir den Tag einteilst. Wenn du einen sehr zeitintensiven Job hast, der dir mindestens genauso wichtig ist wie deine Figur und Gesundheit, ist das natürlich okay. Dann gibt es bestimmt andere Möglichkeiten, Zeit einzusparen, um Sport zu machen, kalorienarm zu kochen oder einzukaufen. Du könntest beispielsweise morgens 30 Minuten früher aufstehen, und schon hättest du 30 Minuten mehr Zeit in deinem Leben zur Verfügung. Du könntest auch darüber nachdenken, welche anderen zeitintensiven Gewohnheiten du pflegst, und abwägen, ob du bei diesen nicht jeden Tag ein paar Minuten einsparen könntest. Viele Menschen verbringen viel Zeit mit den sozialen Netzwerken, sehen fern, lesen Zeitschriften oder gehen Kaffeetrinken. Das heißt nicht, dass du diesen Aktivitäten in Zukunft nicht mehr nachgehen sollst. Aber vielleicht könntest du überall ein paar Minuten kürzen, und schon stünde dir mehr Zeit zur Verfügung. Und noch viel wichtiger: Du hättest eine Rechtfertigung weniger, aus diesem Grund nicht schlank zu sein.

Ich fange nächste Woche an

Folgenden Satz höre ich in meiner Praxis ebenfalls sehr häufig: „Ich fange nächste Woche an.“ Kommt dir das vielleicht bekannt vor? Ja? Dann hast du bestimmt auch schon einmal die Erfahrung gemacht, dass bis zur nächsten Woche erneut unendlich viele weitere Gründe zum Vorschein kommen können, die dich dein Vorhaben nochmals um eine Woche verschieben lassen. Und so geht das immer weiter ...

Verharmlosungen und Vergleiche in die falsche Richtung

Das Einzige, was dich von deinem Ziel, einen schlanken Lifestyle zu etablieren, abhält, sind die Geschichten, die du dir selbst erzählst. Zu den Rechtfertigungen gehören nicht nur die offensichtlichen Geschichten wie beispielsweise: „Ich habe keine Zeit, kein Geld, keine Disziplin usw.“, sondern auch Verharmlosungen und Vergleiche. Vielleicht hast du dir selbst schon einmal einen der folgenden Sätze gesagt:

» Immerhin habe ich seit einem Jahr nicht mehr zugenommen.
Mein Freund/meine Freundin isst viel mehr als ich.
Früher war ich noch viel dicker.
Na ja, so dick bin ich gar nicht.
Es gibt viel dickere Menschen als mich.
Ich fühle mich wohl mit meinem Übergewicht. «

Stell dir vor, du würdest dir dieselben Geschichten andersrum erzählen:

» Ich bin viel dicker als die meisten meiner Freunde und Bekannten.
Früher war es Babyspeck, heute ist es Fett.
Die meisten meiner Freunde essen weniger und kalorienärmer als ich.
Ich habe seit einem Jahr kein Kilogramm abgenommen.
Ich fühle mich schlecht mit meinem Übergewicht.
Es gibt wirklich wenige Menschen, die noch dicker sind als ich. «

Wie würdest du dich fühlen, wenn du dich mit denen vergleichen würdest, die schlanker sind als du, anstelle mit denen, die noch ein paar Kilogramm mehr auf die Waage bringen? Und wie würdest du dich fühlen, wenn du die Tatsachen in Zukunft nicht mehr verharmlosen würdest, sondern ihnen in die Augen schauen würdest? Vermutlich würdest du dich ganz schön schlecht fühlen. Genau aus diesem Grund neigen wir Menschen eben auch zu Rechtfertigungen. Eigentlich eine schöne Eigenschaft. Denn wer möchte sich schon schlecht fühlen?
Das Fatale daran ist nur, dass wir keinen Drang verspüren, uns zu ändern, wenn wir uns nicht zuerst wirklich schlecht fühlen. Wenn du, anstatt den Tatsachen ins Auge zu schauen, ständig versuchst, dich selbst durch deine Geschichten besser zu fühlen, bleibst du für immer in deinem Zustand gefangen. Das bedeutet auch, dass du dich mit weniger zufrieden gibst, als du eigentlich verdient hast.
Der erste Schritt, aus diesem Teufelskreis auszubrechen, ist also, herauszufinden, was für Geschichten du dir selbst erzählst. Auch wenn die Wahrheit wehtut, ist sie deine einzige Möglichkeit, dich zu befreien. Denn sobald du ehrlich zu dir selbst bist, kannst du anfangen, dich zu verändern, anstatt dein Vorhaben weiter vor dir herzuschieben.

ÜBUNG

Meine Rechtfertigungen

Gehe nun in dich und denke darüber nach, welche Geschichten du dir selbst erzählst. Schreibe die fünf häufigsten Rechtfertigungen auf, die dazu führen, dass du dein Vorhaben nicht durchziehst.

1. ______________________________

2. ______________________________

3. ______________________________

4. ______________________________

5. ______________________________

Super, das hast du sehr gut gemacht. Mit dieser Übung hast du zumindest schon einmal die fünf häufigsten Geschichten, die du dir selbst erzählst, entlarvt. Für die Zukunft gilt es, diese Geschichten als das zu sehen, was sie sind: Lügen, die du dir selbst erzählst! So hart das klingt, so wichtig ist es, dass du dir diese Tatsache wirklich ins Bewusstsein bringst. Denn abgesehen davon, dass dich diese Lügen daran hindern abzunehmen, schwächen sie außerdem deine Beziehung zu dir selbst. Denn für die Beziehung zu dir selbst gilt nichts anderes als für die Beziehung zu anderen Menschen. Wenn du deinen Partner oder deine Freunde ständig belügen würdest, würde sich das ebenfalls negativ auf diese Beziehungen auswirken. Selbstvertrauen bedeutet im Prinzip nichts anderes, als dir selbst zu vertrauen. Jedes Mal, wenn du dich also selbst belügst, schwächst du damit dein Selbstvertrauen. Mangelndes Selbstvertrauen wiederum führt zu Unzufriedenheit, Stress, Frust, Trauer, was wiederum emotionalen Hunger auslöst. Es ist ein Teufelskreis.

Durchbrechen kannst du diesen ganz einfach, indem du damit aufhörst, dich selbst zu belügen. Sei in Zukunft einfach ehrlich zu dir! Anstatt zu sagen: „Ich habe keine Zeit", sage dir: „Ich nehme mir keine Zeit." Anstatt zu sagen: „So dick bin ich ja gar nicht", sage dir: „Wenn ich ehrlich bin,

fühle ich mich wirklich unwohl." Anstatt zu sagen: „Ich fange nächste Woche an", sage dir: „Ich fange jetzt an." Und halte dich dann auch daran. Auch das ist ganz wichtig: Immer, wenn du dir etwas vornimmst und es dann aus eigener Kraft auch durchziehst, stärkt das dein Selbstvertrauen ungemein. Eigentlich ist das auch logisch, denn du lernst dabei, dass du dir selbst vertrauen kannst. Nimm dir aus diesem Grund lieber kleinere Dinge vor und setze sie wirklich um, anstatt dir zu große Dinge vorzunehmen und diese dann immer wieder zu verschieben oder wegen sonstiger Ausreden nicht umzusetzen.
Diese Übung soll dazu dienen, dass du dich in Zukunft schneller bei deinen Lügen ertappst. Hinterfrage dich selbst einfach, so oft es geht: Stimmt das, was ich mir hier erzähle, wirklich, oder erzähle ich mir gerade wieder eine Geschichte?
Versuche auch im Verlauf des Buchs, immer ehrlich zu dir selbst zu sein. Du wirst sehen, es lohnt sich.

Schritt 2: Fälle eine echte Entscheidung und definiere dein Ziel!

Echte Entscheidungen

Im letzten Kapitel hast du herausgefunden, aufgrund welcher Geschichten du dich selbst immer wieder davon abhältst, deine gewünschte Veränderung einzuleiten. Du hast erfahren, was es heißt, ehrlich zu sich selbst zu sein und den Tatsachen ins Auge zu schauen. Wahrscheinlich hast du dabei auch Schmerz und vielleicht sogar etwas Scham empfunden. Das ist völlig normal und sogar gut so. Denn meistens verändern sich Menschen erst, wenn der Schmerz so groß ist, dass sie es einfach nicht mehr aushalten können. Es muss etwas passieren, ein Erlebnis oder eine Erkenntnis, die uns die Augen öffnet.

BEISPIEL

Meine Klientin Beate war eine sehr attraktive und gepflegte Frau. Sie legte sehr viel Wert auf Äußerlichkeiten: Sie fuhr ein schönes Auto, wohnte in einem modernen Haus, trug edle Kleidung und teuren Schmuck. Auch regelmäßige Besuche im Kosmetikstudio und beim Friseur waren für sie wichtig. Die 130 kg bei einer Größe von 1,75 m passten da so gar nicht zu ihrer sonstigen Erscheinung und zu ihrem Lifestyle. Sie versuchte immer mal wieder eine Diät, hielt diese dann ein paar Wochen durch, verlor ein paar Kilogramm und fiel dann in alte Muster zurück. Sie redete sich jedoch ein, dass sie trotzdem glücklich und zufrieden sei. Sie habe alles, was man sich im Leben wünschen konnte: einen Mann, ein schönes Haus, großartige Kinder und einen guten Job. Sie arbeitete als Marketingassistentin in einer großen Hotelkette. Ihr Wunsch war es, zur Marketingdirektorin aufzusteigen. Die jetzige Direktorin, Frau Rein, war ihre Vorgesetzte, und das Verhältnis war sehr angespannt. Die Chefin gab Beate immer das Gefühl, nicht gut genug zu sein, und außerdem spürte sie, wie diese

sie für ihr Übergewicht verachtete. Spitze Bemerkungen am Rande wie: „Sie scheinen ja auch sonst nicht sonderlich diszipliniert zu sein", oder herablassende Blicke in der Kantine bestätigten Beate immer wieder ihr Gefühl. Sie fühlte sich ihrer Chefin hingegen in Marketing- und auch in Stilfragen wesentlich überlegen. Innerlich fragte sie sich oft, wie eine Frau, die so einen schlechten Kleidungsstil hatte, in einem kreativen Beruf wie dem Marketing gelandet sein konnte.
Eines Tages sollten sie gemeinsam auf Geschäftsreise nach Dublin fliegen. Bei der Flugbuchung fragte Frau Rein Beate tatsächlich, ob sie denn in der Economy Class in den Sitz passe. Beate fand diese Frage unverschämt und unerhört. Sie zitterte am ganzen Körper, als sie antwortete: „Selbstverständlich!" Im Flugzeug saßen die beiden Damen nun nebeneinander. Beate schwitzte, als sie bemerkte, dass sie gerade noch so in den Sitz passte und dass der Gurt nicht ausreichte, um sich anschnallen zu können. Sie wollte auf keinen Fall, dass ihre Chefin davon Wind bekam, und hoffte darauf, dass die Flugbegleiterin nicht bemerkte, dass sie nicht angeschnallt war. Kurz vor Abflug kontrollierte das Flugpersonal jedoch gründlich. Beate betete innerlich, dass niemand etwas bemerken würde. Doch die Stewardess stoppte, als sie bei Beate angekommen war, und sagte ganz schamhaft: „Ich hole Ihnen eine Gurtverlängerung." Die Chefin schaute Beate entsetzt an, schüttelte den Kopf und rollte mit den Augen. Das war für Beate so unglaublich demütigend, dass sie sich in diesem Augenblick dazu entschloss, ihrem Übergewicht ein für alle Mal den Kampf anzusagen. Dass das Verhalten und die Bemerkungen der Chefin unmöglich und indiskutabel sind, brauche ich gar nicht extra zu erwähnen. Trotzdem hat diese Situation Beate geholfen, eine endgültige Entscheidung zu treffen; natürlich nicht ihrer Chefin zuliebe, sondern sich selbst zuliebe.

Jeder Veränderung geht eine echte Entscheidung voraus. Anfangs ist es nicht einmal wichtig zu wissen, wie du ein bestimmtes Ergebnis erzielen wirst. Wichtig ist nur zu wissen, dass du es erzielen willst. Allein durch diese Tatsache wirst du einen Weg finden, um dein Ziel zu erreichen, unabhängig von äußeren Umständen. Eine echte Entscheidung setzt eine Kettenreaktion in Gang. Wenn du für dich bestimmst, ab heute einen schlanken Lifestyle zu leben, aus deinen Fehlern zu lernen und nicht aufzugeben, hast du den Impuls erzeugt, der dich zu deinem Ziel führen wird. Komme, was wolle! Hast du erst eine echte Entscheidung getroffen, kann dich nichts und niemand mehr aufhalten. Nur der Weg dorthin ist dann noch flexibel, aber eben nicht das Ergebnis an sich.

Deine Entscheidungskraft bestimmt, ob du schlank, gesund und glücklich oder übergewichtig, krank und unglücklich bist. Sie bestimmt, ob du ein Sklave der äußeren Umstände sein wirst oder ein Mensch, der seine Freiheit zum Ausdruck bringt. Dein Leben ändert sich genau in dem Moment, in dem du eine echte Entscheidung triffst.

Woher erkennst du, ob es sich um eine echte Entscheidung handelt?

„Ich würde so gern schlank sein“ ist eine Floskel und keine echte Entscheidung. „Ich würde gern ein paar Kilogramm weniger wiegen“ hat mit einer echten selbstverpflichtenden Entscheidung nichts zu tun. Du könntest genauso gut sagen: „Ich wäre daran interessiert, ein paar Kilogramm weniger zu wiegen, wenn ich nichts dafür machen müsste.“

Eine echte Entscheidung erkennst du daran, dass sie jede andere Option ausschließt. Wenn du wirklich entschlossen bist, in Zukunft einen schlanken Lifestyle zu leben, sagst du: „Das war's! Jetzt reicht's ein für alle Mal.“ Du ziehst nicht einmal mehr die Möglichkeit in Betracht, weiter so fortzufahren wie bisher. Sobald du eine echte Entscheidung getroffen hast, fühlst du dich ungeheuer erleichtert, weil du dir sicher bist, den Absprung geschafft zu haben. Es ist ein tolles Gefühl, ein klares Ziel vor Augen zu haben, an dem es nichts mehr zu rütteln gibt.

Vielleicht erinnerst du dich an das erleichternde Gefühl, als du das letzte Mal eine echte Entscheidung getroffen hast. Vielleicht hast du dich entschlossen, dir einen neuen Job zu suchen, zu heiraten oder dich scheiden zu lassen, ein Kind zu bekommen oder ein Haus zu kaufen. Egal, welche Veränderung in deinem Leben stattgefunden hat, am Anfang stand immer eine echte Entscheidung. Heute kann der Tag sein, an dem du eine echte Entscheidung in Bezug auf dein Gewicht triffst. Und weil es uns leichter fällt, Entscheidungen zu treffen, wenn wir an einem Punkt angelangt sind, an dem es uns reicht, habe ich folgende Übung vorbereitet:

ÜBUNG

Bis hierher und nicht weiter!

Teil 1: Gehe in dich und denke über fünf Erlebnisse nach, bei denen du dich für dein Essverhalten oder deinen Körper geschämt hast. Sei wieder ganz ehrlich zu dir.

BEISPIEL

Die Antwort einer Workshop-Teilnehmerin blieb mir noch lange im Gedächtnis. Tina war 33 Jahre alt und hatte zwei Jahre zuvor ihr erstes Kind geboren. Sie kämpft schon seit vielen Jahren mit ihrem Übergewicht, aber seit der Geburt ihres Kindes legte sie noch einmal 15 kg zu und wog somit 96 kg bei einer Größe von 1,76 m. Sie erzählte mir und der Gruppe, dass es viele Momente gäbe, in denen ihr Gewicht ihr unangenehm sei. Beispielsweise habe ein befreundetes Ehepaar einen Pool im Garten. Alle würden dort schwimmen, aber sie wolle sich nicht im Badeanzug zeigen. Obwohl sie früher so gern schwamm. Aber nicht nur das sei ihr peinlich. Sie säße auch oft neben dem Pool und habe panische Angst davor, gefragt zu werden, ob sie mit ins Wasser käme. Denn allein die Begründung zu nennen, warum sie nicht schwimmen geht, empfände sie als demütigend. Es sei ihr auch unangenehm, sich nackt vor ihrem Partner zu zeigen. Sie hätten früher ein intensives Sexleben geführt, aber seit sie so übergewichtig ist, fühle sie sich nicht mehr sexy und schäme sich vor ihrem Mann. Das Schlimmste sei aber, dass sie ihrem Sohn zuliebe zwar zum Babyschwimmen ginge, dort aber überhaupt nicht bei der Sache sei. Sie wäre nur damit beschäftigt, sich so zu bewegen, dass es am vorteilhaftesten aussehe. Sie erzählte, dass sie so sehr damit beschäftigt sei, sich beobachtet und verurteilt zu fühlen, dass sie ihrem Sohn überhaupt keine Aufmerksamkeit mehr schenken könne. Als sie das erzählte, fing sie an, bitterlich zu weinen. Sie liebte ihren kleinen Sohn, und es brach ihr das Herz, dass sie nicht unbeschwert mit ihm das Schwimmen genießen konnte. Tina und ich haben immer noch Kontakt, und sie sagt bis heute, dass dieser Schmerz ihr größter Antrieb war, sich für einen schlanken Lifestyle zu entscheiden.

Gehe nun in dich und suche dir mindestens fünf schmerzhafte Momente aus, die es dir leichter machen werden, eine echte Entscheidung zu treffen. Schreibe jedes Erlebnis stichpunktartig auf.

1. ______________________________

2. ______________________________

3. ______________________________

4. ______________________________

5. ______________________________

Teil 2: Suche dir nun einen ruhigen, gemütlichen Ort und lass dich von mir in der Audioübung „Jetzt reicht's" anleiten.

Du findest sie als Gratis-MP3-Download auf meiner Website: shinecoaching.de/lifestyle-schlank-audiouebungen/ Nutze für den Download bitte das Passwort LSSA1.

Definiere dein Ziel!

> *„Wer den Hafen nicht kennt, in den er segeln will, für den ist kein Wind ein günstiger."* LUCIUS ANNAEUS SENECA

Willkommen zurück! Ich hoffe, die letzte Übung konnte dir helfen, dein Übergewicht endgültig sattzuhaben. Dann ist jetzt genau der richtige Augenblick, eine echte Entscheidung zu treffen. Dafür ist es wichtig zu wissen, was genau du willst und aus welchem Grund du es willst. Ein Ziel ist dazu da, um deinem Leben und deinen Taten eine Richtung zu geben. Stell dir vor, du möchtest am Bahnhof eine Fahrkarte lösen. Der Mann am Schalter fragt dich, wohin es gehen soll, und du antwortest: „Ich weiß es

nicht." Der Mann wird dich wahrscheinlich verdutzt anschauen und sagen: „Ohne klare Angabe kann ich Ihnen keine Fahrkarte verkaufen."
Nimm diese Geschichte als Metapher für dich und dein Unterbewusstsein. Dabei ist dein Unterbewusstsein der Bahnangestellte, der dir nicht helfen kann, wenn du ihm nicht sagst, wohin die Fahrt gehen soll. Sobald du deinem Unterbewusstsein ein klares Ziel vorgibst, programmierst du es automatisch dazu, alle Möglichkeiten wahrzunehmen, die dich deinem Ziel näher bringen werden. Ein präzises Ziel hat eine Sogwirkung und zieht wie von alleine alle Chancen an, die du brauchst, um es zu verwirklichen. Selbstverständlich waren diese Chancen auch schon zuvor da, nur hast du sie nicht wahrgenommen. Ein Ziel funktioniert wie eine Art Filter, der deine Aufmerksamkeit in die richtige Richtung lenkt. Wolltest du dir beispielsweise schon einmal ein neues Auto kaufen? Falls ja, kennst du vielleicht das Phänomen, dass du das ausgesuchte Modell plötzlich überall siehst. Du denkst dann: „Was für ein Zufall, dass ich genau jetzt dieses Auto überall sehe." In Wirklichkeit ist dir dieses Auto jedoch vorher mindestens genauso oft begegnet. Weil es bis dato aber nicht von Interesse war, hast du es einfach nie wahrgenommen.
Schwangere Frauen erzählen mir oft, dass sie überall nur noch Babybäuche sehen, wenn sie durch die Stadt laufen. Bevor sie sich selbst mit dem Thema Kinder befassten, haben sie nur selten andere Schwangere wahrgenommen. Dieses Phänomen nennt man Filterverschiebung, eine Fokussierung auf das, was uns im Moment wichtig ist. Konkrete Ziele beeinflussen unsere Sinne und helfen uns, das wahrzunehmen, was uns beim Erreichen des Ziels unterstützt. Damit dein Unterbewusstsein dein Ziel versteht, gibt es ein paar Dinge, auf die du unbedingt achten solltest.

Formuliere ein positives Ziel!

Wenn ich meine Klienten frage: „Was willst du genau?", antworten sie in den seltensten Fällen mit konkreten Vorstellungen darüber, was sie sich wünschen. In den allermeisten Fällen holen sie weit aus und fangen erst einmal an zu erklären, was sie nicht mehr wollen:

» Ich will nicht mehr übergewichtig sein.
Ich will nicht mehr rauchen.
Ich will nicht mehr trinken.
Ich will mich nicht mehr mit meinem Partner streiten. «

Ein psychologisches Gesetz besagt, dass deine Energie immer dorthin fließt, wohin du deinen Fokus richtest. Wenn du deinen Fokus also auf das richtest, was du nicht willst, lenkst du deine Energie auf das, was du eigentlich vermeiden möchtest. Je mehr du dich also darauf konzentrierst, nicht mehr übergewichtig zu sein, umso mehr programmierst du dein Unterbewusstsein darauf, genau das zu bleiben. Denn dein Unterbewusstsein versteht keine Verneinung.
Kleiner Test: Denke jetzt bitte nicht an eine Person, die dir sehr wehgetan hat. Denke auf keinen Fall an diese Person, die so große Wunden in deinem Herz hinterlassen hat. Egal, was du tust, denke bloß nicht an die Person und den Schmerz, den du mit ihr verbindest.
Na? Hat das geklappt? In 90 % der Fälle hast du jetzt gerade an diese Person gedacht. Und leider nicht nur das. Sehr wahrscheinlich hast du auch sofort das Gefühl der Verletzung wieder gespürt.
Damit wollte ich dir nicht wehtun oder dich ärgern. Ich wollte dir nur anhand eines extremen Beispiels zeigen, dass es deinem Gehirn egal ist, dass ich vor den Satz eine Verneinung gesetzt habe. Ich habe dich gebeten, NICHT an diese Person zu denken. Trotzdem hast du sofort an diese Person gedacht. Ich hätte also genauso gut sagen können: „Bitte denke an diese Person." Es hätte keinen Unterschied gemacht. Sobald du über etwas redest, an etwas denkst, dich mit etwas beschäftigst oder dich auf etwas fokussierst, lenkst du deine Energie in diese Richtung. Auch wenn du mit einer Verneinung das Gegenteil bewirken möchtest.
Wenn dein Ziel also „Ich will nicht mehr übergewichtig sein" lauten würde, versteht dein Unterbewusstsein „Ich will übergewichtig sein". Wenn das dein Ziel ist, tritt die Filterverschiebung ein und lässt dich alle Möglichkeiten wahrnehmen, die dich diesem Ziel näher bringen. Anstatt dich darauf zu konzentrieren, was du nicht willst, solltest du dich deshalb darauf konzentrieren, was du willst. Du solltest dein Ziel positiv und ohne Verneinungen formulieren. Also anstelle von „Ich will nicht mehr übergewichtig sein" könntest du sagen: „Ich will schlank sein."

Präzisiere dein Ziel!

„Ich will schlank sein" ist zwar positiv formuliert und um einiges besser, als zu sagen: „Ich will nicht mehr übergewichtig sein." Aber es ist noch nicht gut genug. Es ist wichtig, dein Ziel zu präzisieren. Wenn du nicht weißt, wohin du gehen willst, wird es schwierig werden, dort anzukommen.

Wenn du dir irgendeinen Mann oder irgendeine Frau wünschst, wirst du irgendeinen Mann oder irgendeine Frau bekommen. Wenn du dir irgendeinen Job wünschst, wirst du irgendeinen Job bekommen.
Also versuche, so konkret wie möglich zu werden. Was bedeutet es für dich, schlank zu sein? Jeder hat eine andere Vorstellung davon, was Schlanksein bedeutet. Selbst für dich kann das Schlanksein heute eine andere Bedeutung haben als in ein paar Monaten. Deshalb ist es wichtig, präzise zu sein. Ein Ziel sollte außerdem immer messbar sein. Ein Beispiel:

» Bis Datum X habe ich einen Bauchumfang von X cm.
Bis Datum X habe ich einen Körperfettanteil von X %.
Bis Datum X wiege ich X kg.
Bis Datum X trage ich wieder meine alte Lieblingsjeans. «

Es ist dir überlassen, woran du es messen möchtest, wichtig ist nur, dass du es messen kannst. Die Möglichkeiten sind vielfältig! Präzise zu sein bedeutet auch, keine Vergleiche zu ziehen. Beispielsweise ist der Satz „Ich möchte schlanker sein als meine Freundin Tina“ kein präzises Ziel, das dein Unterbewusstsein versteht. Deshalb solltest du bei der Formulierung deines Ziels auf Komparative verzichten.
Auch Konjunktive sollten in der Formulierung vermieden werden. Der Konjunktiv wird auch als Möglichkeitsform bezeichnet. Da er infrage stellt, ob etwas möglich ist, kann er dein Unterbewusstsein verwirren. Die Formulierung „Bis Datum X wiege ich X kg“ ist klipp und klar und lässt keinen Spielraum für mögliches Scheitern. Würdest du hingegen sagen: „Bis Datum X würde ich gern X kg wiegen“, wäre das lediglich eine Wunschformulierung und keine klare Zielformulierung.

Übernimm Verantwortung für dein Ziel!

Ein Ziel, das du nicht aus eigener Kraft und unabhängig von äußeren Umständen erreichen kannst, ist kein sinnvolles Ziel. Du kannst dir beispielsweise als Ziel setzen, bis zum Datum X 10 000 Euro mit deiner Idee Y verdient zu haben. Dabei hast du die Schritte und dein Verhalten, das zur Verwirklichung deines Ziels führt, selbst in der Hand. Kein sinnvolles Ziel wäre es zu sagen: „Bis Datum X möchte ich 10 000 Euro im Lotto gewinnen.“ Denn die Chance auf einen Lottogewinn kannst du mit deinem Verhalten nicht beeinflussen.

Dein Ziel sollte also allein durch dich und dein Verhalten erreichbar sein. Wenn du dein Ziel davon abhängig machst, dass um dich herum irgendetwas passiert, arbeitest du nicht mehr proaktiv darauf hin. Anstatt dessen ergibst du dich deinem „Schicksal“ und nimmst eine Opferhaltung ein.
Ein Beispiel dafür wäre, wenn du sagen würdest: „Sobald es gesünderes Essen in der Kantine gibt, fange ich an abzunehmen.“ Oder: „Sobald meine Freundin bereit ist, mit mir eine Diät zu machen, fange ich an.“ Klar gibt es Faktoren, die den Weg zum Ziel vereinfachen würden. Gesünderes Essen in der Kantine oder eine Freundin mit demselben Ziel wären natürlich praktisch. Sie sind aber nicht ausschlaggebend dafür, ob du dein Ziel erreichen wirst. Es sei denn, du gibst diesen Faktoren selbst diese Macht.

Erkenne das Ziel dahinter!

Dein Ziel zu kennen, es positiv und präzise zu formulieren und Verantwortung dafür zu übernehmen, ist schon einmal ein großer Meilenstein. Darüber hinaus ist es jetzt noch wichtig zu verstehen, warum du dieses Ziel erreichen willst. Welche tiefer liegenden Gründe verbergen sich hinter deinem Ziel? Möchtest du einfach so in Zukunft nach einem schlanken Lifestyle leben oder steckt mehr dahinter?
„Bis Datum X werde ich Y kg wiegen“ ist ein tolles Ziel. Aber es hat wenig Kraft und Bedeutung, wenn dir nicht bewusst ist, warum du dieses Ziel erreichen willst. Das wahre Ziel ist nicht einfach eine Zahl auf der Waage, sondern ein Gefühl, das wir mit dem Erreichen des Ziels verbinden.
Wenn ich meine Klienten frage, was hinter ihrem Ziel steckt, höre ich folgende Antworten am häufigsten:

» Ich möchte die Kontrolle über meinen Körper haben.
Ich möchte mich in meinem Körper wohlfühlen.
Ich möchte gesünder sein.
Ich möchte beweglicher sein.
Ich möchte selbstbewusster sein.
Ich möchte attraktiver sein.
Ich möchte jemandem mehr gefallen.
Ich möchte frei sein.
Ich möchte unbeschwert durchs Leben gehen. «

Und selbst hinter diesen Gründen verbergen sich weitere Gründe.

BEISPIEL

Das möchte ich anhand eines Beispiels veranschaulichen. Meine Klientin Simone war 33 Jahre alt, als sie meinen Workshop besuchte, und wog bei einer Größe von 1,78 m stattliche 125 kg. Ihr Geburtstag war in elf Monaten, und sie setzte sich zum Ziel, bis dahin 80 kg zu wiegen. Als ich sie nach dem Grund hinter ihrem Ziel fragte, antwortete sie mir, dass sie endlich selbstbewusster durchs Leben gehen möchte. Daraufhin fragte ich sie, was das für sie bedeute. Sie sagte: „Ich würde mich wieder als Kosmetikerin bewerben. Momentan traue ich mich das nicht, weil ich immer so schnell und so viel schwitze und mir der direkte Kundenkontakt unangenehm ist. Ich würde auch wieder mehr ausgehen und mich Männern gegenüber mehr öffnen. Momentan kann ich mir nicht vorstellen, dass mich irgendein Mann attraktiv findet. Deswegen gehe ich auch nicht aus und lerne keine Männer kennen. Ich wünsche mir jedoch nichts mehr als eine feste Partnerschaft. Außerdem wünsche ich mir ein Kind. Selbstbewusster sein würde für mich auch bedeuten, wieder zum Schwimmen an den See zu gehen. Das habe ich früher so gern gemacht. Heute komme ich mir aber ständig beobachtet vor und bleibe deshalb lieber zu Hause. Ich würde mir auch wieder Kleidung kaufen, weil sie mir gut gefällt. Im Moment schaue ich nur, ob die Kleidung passt oder ob sie unvorteilhaft aussieht und mich noch dicker macht, als ich bin.

Dieses Beispiel zeigt sehr gut, was sich hinter Simones eigentlichem Ziel, in elf Monaten 45 kg zu verlieren, versteckt. Es war ihr nicht einfach wichtig, ihr Körpergewicht zu reduzieren. Dahinter verbargen sich nämlich weitere Ziele.

1. Rückkehr in den alten Beruf,
2. liebevolle Partnerschaft,
3. eigenes Kind,
4. unbeschwertes Baden,
5. unbeschwertes Shoppen.

Als sie sich dieser Ziele bewusst wurde, verlieh ihr das zusätzlich einen großen Motivationsschub.

Jetzt bist du an der Reihe! Finde heraus, was du wirklich willst und warum du es willst!

ÜBUNG

Ziele

Suche dir nun einen ruhigen Platz, an dem du dich wohlfühlst und ungestört sein kannst. Nimm dir genügend Zeit, um die folgenden Punkte ungestört und ohne Unterbrechung zu bearbeiten.

Teil 1: Inwiefern macht dich dein Übergewicht unglücklich und inwiefern schränkt es dich ein?

1: ______________________________

____

____

____

Teil 2: Was möchtest du stattdessen?

2: ______________________________

____

____

____

Teil 3: Formuliere einen Zielsatz, den dein Unterbewusstsein versteht.

3: ______________________________

____

Achte darauf, dass dein Ziel positiv und präzise formuliert ist und dass du es unabhängig von äußeren Umständen erreichen kannst. Denke auch daran, Konjunktive und Komparative zu vermeiden.

Teil 4: Finde heraus, was hinter deinem Ziel steckt!
Lies dir deinen Zielsatz erneut durch und frage dich, was der Grund dafür ist, dass du dich für dieses Ziel entschieden hast.
Schreibe alle Gründe auf, die dir spontan einfallen.

4: __________

Lies dir dann diese Gründe erneut durch und frage dich, welche Ziele dahinter verborgen sein könnten.

Teil 5: Mache dein Ziel zu einem Muss!
Der letzte Teil dieser Übung soll dazu dienen, dich deinem Ziel zu 100% zu verpflichten. Bist du dir sicher, dass du hinter deiner Entscheidung stehst und dein Ziel erreichen wirst? Ja? Prima! Dann kannst du dir nun noch eine Handlung überlegen, die deine Verpflichtung verstärkt. Wenn du zu den Menschen gehörst, die mit ein bisschen Druck

bessere Ergebnisse erzielen, dann nutze diese Übung, um den Druck auf dich selbst zu erhöhen. Wenn du zu den Menschen gehörst, auf die sich Druck kontraproduktiv auswirkt, kannst du diese Übung gerne auslassen. Um den Druck zu erhöhen könntest du beispielsweise einen Brief schreiben, indem du dein Ziel formulierst. Diesen Brief schickst du dann an zwei Personen, die du schätzt und nicht enttäuschen möchtest. Oder du könntest eine Wette mit einem Freund/einer Freundin eingehen. In einem meiner Workshops schlossen zwei Teilnehmerinnen folgende Wette ab: Wer sein Ziel bis zum nächsten Workshop nicht erreicht, muss eine Dose Hundefutter essen. Wie du dir vorstellen kannst, haben beide ihr Ziel erreicht. Du könntest dir auch jetzt schon ein teures Kleidungsstück in deiner Zielgröße kaufen, als Motivation, dieses bald tragen zu können. Oder du könntest dein bisheriges Lieblingskleidungsstück verschenken, weil du dir sicher bist, dass es dir sowieso bald nicht mehr passen wird. Es gibt unendlich viele Möglichkeiten, wie du den Druck auf dich erhöhen kannst. Sei kreativ und verpflichte dich nun zu deiner „krassen Handlung“:

Um sicherzugehen, dass ich mein Ziel erreiche, werde ich …

5: ____

____

____

Teil 6: Visualisiere dein Ziel!

Suche dir nun einen ruhigen und gemütlichen Ort, an dem du für etwa 12 Minuten ganz ungestört sein kannst. Die Audioübung „Zielvorstellung entwickeln“ dient dazu, dein Ziel ganz fest in deinem Unterbewusstsein zu verankern. Je öfter du dieses Audio hörst, desto besser. Viele meiner Klienten haben sich beispielsweise angewöhnt, das Audio regelmäßig vor dem Einschlafen anzuhören.
Du findest es als Gratis-MP3-Download auf meiner Website:
shinecoaching.de/lifestyle-schlank-audiouebungen/
Nutze für den Download bitte das Passwort LSSA1.

Schritt 3: Erkenne die gute Absicht deines Verhaltens!

> *„An sich ist nichts weder gut noch böse, das Denken macht es erst dazu."* WILLIAM SHAKESPEARE

Eines der Themen, das mich während meiner Coachingausbildung am meisten zum Nachdenken brachte, war der Ansatz, dass hinter jedem Verhalten eine positive Absicht steckt. Dieser Gedanke stieß bei mir zunächst auf Skepsis. Ich dachte: „Wie kann ein Verhalten positiv sein, wenn es für andere oder für mich selbst negative Auswirkungen hat? Was soll beispielsweise daran gut sein, ein Kind anzuschreien oder Drogen zu nehmen?" Meine Ausbilderin erklärte jedoch, dass es wichtig sei, zwischen dem Verhalten eines Menschen und der dahinterliegenden Absicht zu unterscheiden. Denn, so hieß es, zwischen dem, was ein Mensch tatsächlich tut, und dem, was er eigentlich damit erreichen will, können große Differenzen liegen.

Ein Kind, das von seiner Mutter angeschrien wird, weil es ohne zu schauen über die Straße gelaufen ist, kann sich verletzt oder gar ungerecht behandelt fühlen. Die Absicht der schreienden Mutter hingegen ist sehr wahrscheinlich nicht, ihrem Kind wehzutun, sondern es zu beschützen. Die Ehefrau eines Workaholics fühlt sich, als wäre ihrem Mann die Arbeit wichtiger als die Familie. Die Absicht des Mannes könnte jedoch sein, mehr Geld für die Familie zu verdienen, um dieser eine sichere Zukunft zu bieten. Ein Raucher raucht nicht, um Karzinogene (krebserregende Organismen) in der Lunge zu bekommen, sondern weil es ihn entspannt oder ihm Sicherheit gibt. Und auch du isst nicht, um übergewichtig, unflexibel und krank zu sein oder zu werden, sondern weil sich auch hinter deinem Essverhalten eine positive Absicht versteckt.

Wahrscheinlich hat sich dieses Verhalten schon in der Kindheit entwickelt. Es wird angenommen, dass Menschen immer mit den Informationen und Erfahrungen, die ihnen in dem Moment zur Verfügung stehen, die beste Wahl treffen. Es könnte beispielsweise sein, dass du als Kind entdeckt hast, dass dir Süßigkeiten am besten helfen, wenn du traurig bist. Vielleicht hast du auch die Erfahrung gemacht, dass dir Essen hilft, Langeweile zu überbrücken, oder dich beruhigt, wenn du unter Druck stehst. Zu dem Zeitpunkt waren dies die besten dir bekannten Strategien, deinen Gefühlszustand möglichst rasch zu verändern. Praktiken, die wir als Kinder lernen, hinterfragen wir in den meisten Fällen nie wieder. Wir gehen einfach davon aus, dass dieses Verhalten das Einzige ist, was uns hilft, um mit unseren Emotionen umgehen zu können. In Wirklichkeit stehen jedoch immer mehrere Alternativen zur Verfügung.

Es ist wichtig, deine positive Absicht hinter deinem Essverhalten herauszufinden und zu verstehen. Und nicht nur das. Du solltest sogar lernen, sie zu würdigen. Denn dieses Verhalten hat dir schon oft geholfen, wenn du frustriert, gestresst oder traurig warst. Denke an all die Zeiten, in denen dir das Essen geholfen hat, deinen Gefühlszustand zu verbessern. Wie schlecht wäre es dir gegangen, hättest du nicht wenigstens das Essen gehabt? Sobald du lernst, dein Essverhalten und die dahinterliegende Funktion zu würdigen, anstatt sie zu verabscheuen, wird es dir leichter fallen, Alternativen mit demselben Effekt zu finden.

Fokussierst du dich zu sehr auf das unerwünschte Verhalten und versuchst, dieses mit reiner Willenskraft zu besiegen, lenkst du deine ganze Energie und Aufmerksamkeit auf das, was du nicht mehr willst. Und wie du bereits erfahren hast, fließt die Energie immer dahin, worauf du deinen Fokus legst. Konzentrierst du dich also zu sehr auf das Essen, wirst du dafür sorgen, dass du noch mehr isst. Stattdessen solltest du dich darauf konzentrieren, eine andere und bessere Möglichkeit zu finden, um deine Emotionen regulieren zu können. Es sollte eine Alternative sein, die dir auf die gleiche Art und Weise hilft, ohne die negativen Nebenwirkungen des übermäßigen Essens.

Du bist kein Kind mehr! Es gibt unendlich viele Optionen, die mehr im Einklang mit deiner erwachsenen Persönlichkeit stehen. Bevor du jedoch keine passende Alternative gefunden hast, wird es dir schwerfallen, dein Essverhalten zu ändern. Wenn eine Kerze bisher die einzige Möglichkeit war, im Dunkeln zu sehen, würdest du sie ja auch nicht einfach wegwerfen. Würde dir hingegen jemand zeigen, dass es Glühbirnen gibt und dass diese den Raum sogar noch stärker erhellen, könntest du bestimmt gut auf deine Kerze verzichten.

Lass uns also herausfinden, was hinter deinem Essverhalten steckt und was du stattdessen in Zukunft tun kannst.

ÜBUNG

Mein Ernährungstagebuch

Die beste und einfachste Möglichkeit herauszufinden, aus welchem Grund du isst, ist das Führen eines Ernährungstagebuchs. Natürlich setzt diese Aufgabe etwas Fleiß voraus. Diese Arbeit lohnt sich jedoch doppelt und dreifach!
Zum einen wird das Tagebuch Aufschluss darüber geben, wann und warum du isst. Zusätzlich wird es dein Bewusstsein dafür schärfen, was du täglich zu dir nimmst und was das in Bezug auf Kalorien bedeutet. Meine Klienten erzählen mir oft, dass sie gar nicht so viel essen, aber trotzdem zunehmen. Bei der Analyse der Ernährungstagebücher stellt sich dann oft heraus, dass sie viel mehr gegessen haben, als sie dachten. Oft naschen sie viele Kleinigkeiten über den ganzen Tag verteilt, ohne dies bewusst zu bemerken.

BEISPIEL

Meine Klientin Sabine erzählte mir bei ihrem ersten Coaching, dass sie nur mittags und abends etwas essen würde, „sonst eigentlich gar nichts“. Ich bat sie, in der kommenden Woche ein Ernährungstagebuch zu führen und wirklich alles, was sie zu sich nehmen würde, zu dokumentieren.
Sabine arbeitete im Innendienst bei einer Firma, die Softwareprodukte verkaufte. Schon der erste Vormittag war sowohl für mich als auch für sie sehr aufschlussreich:

Datum	Uhrzeit	Essen: Art/Menge	Standort	Emotionaler Zustand	Umfeld	Vorangegangene Handlung	Kalorien
01.02.	8:00	Latte macchiato mit Zucker und Vanillesirup (Milch, 3,5 % Fett)	zu Hause	müde, gerade aufgewacht	allein	Schlaf	240
01.02.	9:00	zwei Schokokekse	Büro	gelangweilt	Kollegin Tina	PC hochgefahren	145
01.02.	9:10	Latte macchiato mit Zucker + ein kleines Stück Linzer Torte	Küche im Büro	gelangweilt	Kollegin Lesslie	vom Büro in die Küche gelaufen	600
01.02.	9:45	ein Glas Coca-Cola (250 ml)	Büro	gelangweilt	Kollegin Tina	E-Mail geschrieben	105
01.02.	10:15	ein Keks	Büro	gelangweilt	Kollegin Tina	Kundentelefonat	72,5
01.02.	10:30	Latte macchiato mit Zucker + ein kleines Stück Käse	Küche im Büro	gelangweilt	allein	Kundentelefonat	250
01.02.	11:45	ein Karamellbonbon	Büro	genervt	Kollegin Tina	Diskussion mit Tina über einen Kunden	21
01.02.	12:00	Mittagessen: Käsespätzle mit Salat + eine Mousse au Chocolat + eine Coca-Cola (330 ml)	Kantine	neutral	mehrere Kollegen und Kolleginnen	Projekt für den Außendienst besprochen	680 80 530 105

BEISPIEL

Vor dem Mittagessen hatte Sabine bereits etwa 1430 kcal zu sich genommen. Da es sich allerdings nicht um richtige Mahlzeiten handelte, nahm sie diese kleinen „Snacks“ zwischendurch gar nicht bewusst wahr. Aus irgendeinem Grund zählte für sie nur eine volle Mahlzeit. „Die paar Kekse und der Kaffee, das ist doch nichts.“ Bei einer Größe von 1,70 m und 95 kg Gewicht betrug Sabines Gesamtumsatz etwa 2000 kcal pro Tag. Wenn sie abnehmen wollte, musste sie weniger Kalorien zu sich nehmen, als es ihr Gesamtumsatz erlauben würde. Mit „den paar Keksen und dem Kaffee“ hatte sie allerdings schon vor dem Mittagessen ihr Tageslimit knapp erreicht. Mit der Mahlzeit in der Kantine nahm sie dann die gleiche Kalorienzahl noch mal zu sich, sodass sie insgesamt schon bei 2800 kcal angekommen war. Eine Kalorienzahl, die es ihr unmöglich machte, an Gewicht zu verlieren.
Bei weiterer Betrachtung ihres Ernährungstagebuchs kam außerdem zum Vorschein, dass Essen für Sabine eine Kompensation für Langeweile darstellte. Sabine sagt bis heute, dass das Führen des Tagebuchs ihr erst wirklich die Augen geöffnet hat! Viele kleine Snacks hat sie nämlich gar nicht bewusst wahrgenommen.

Nutze auch du die Chance und fange ab morgen an, mindestens drei Tage lang ein lückenloses Ernährungstagebuch zu führen. Dabei ist es unwahrscheinlich wichtig, dass du wirklich alles, vom Kaugummi bis hin zum Rinderbraten, dokumentierst. Alles, was deine Zunge berührt, muss aufgeschrieben werden. Auch alle Getränke! Bitte schreibe alles immer sofort auf und nicht erst gesammelt am Abend. Das ist von großer Bedeutung, damit du Dinge nicht vergisst oder, wie im Fall von Sabine, erst gar nicht wahrnimmst. Die ungefähre Kalorienzahl kannst du natürlich auch nachträglich herausfinden. Dafür eignen sich die Ernährungstabellen auf den jeweiligen Lebensmitteln oder aber auch das Internet. Online findest du fast zu jeder Mahlzeit und zu jedem Snack eine Kalorienzahl. Auch Apps können sehr hilfreich sein.
Wichtig ist, dass du immer sofort aufschreibst, was du gegessen hast, was du in dem Moment getan hast und wie du dich gefühlt hast. Bitte ändere auch deine Ernährungsgewohnheiten noch nicht, während du das Tagebuch führst.

Datum	Uhrzeit	Essen: Art/Menge	Standort	Emotionaler Zustand	Umfeld	Vorangegangene Handlung	Kalorien (ungefähr)

Neue Strategien

Hinter jedem Verhalten steckt eine gute Absicht! Durch dein Tagebuch hat sich wahrscheinlich schon herauskristallisiert, welche gute Absicht hinter deinem Essverhalten steckt. Dem einen hilft das Essen, mit Stress umzugehen, dem anderen, die Langeweile zu überbrücken. Wieder andere von uns brauchen das Essen, um mit Frust oder Trauer umzugehen. Manchmal essen wir auch, um uns zu belohnen. An sich ist das Essen also eine tolle Hilfe in vielen Lebenslagen, wenn es nicht so viele negative Nebeneffekte hätte!

Die Gründer des Neuro-Linguistischen Programmierens, John Grinder und Richard Bandler, haben ein Format entwickelt, mit dem jedes unerwünschte Verhalten in das gewünschte umgewandelt werden kann, ohne dass die Vorteile des alten Verhaltens aufgegeben werden müssen. Dieses Format möchte ich in abgewandelter Form in der Audioübung „Neue Strategien" mit dir zusammen durchführen.

ÜBUNG

Suche dir einen ruhigen Ort, an dem du dich wohlfühlst und du für die nächsten 20 Minuten ungestört sein kannst. Du brauchst nur das Audiogerät, einen Stift und das Buch. Nutze das folgende Workbook-Element, um dir während des Audios „Neue Strategien" Notizen zu machen.
Los geht's!

Du findest die Audioübung als Gratis-MP3-Download auf meiner Website: shinecoaching.de/lifestyle-schlank-audiouebungen/
Nutze für den Download bitte das Passwort LSSA1.

Neue Strategien

Symbol/Name für den verantwortlichen Teil:

____

Gute Absicht:

____

Symbol/Name für den kreativen Teil:

____

Brainstorming der alternativen Verhaltensweisen, die den gleichen Zweck erfüllen:

____

____

____

Drei alternative Verhaltensweisen:

1. ____

2. ____

3. ____

BEISPIEL

Bei Sabine war der verantwortliche Teil „ein Backstein“: Im ersten Teil der Übung bestätigte sich, was sie in ihrem Tagebucheintrag schon erkennen konnte: Sie aß hauptsächlich aus Langeweile, ohne es meist richtig wahrzunehmen. Ihr kreativer Teil, „ein Papagei“, half ihr, Alternativen zu finden.

Im Brainstorming notierte sie: Ich möchte ...

Tee statt Kaffee trinken,
Kaffee schwarz ohne Milch und Zucker trinken,
Cola Light statt Coca-Cola trinken,
zuckerfreie Bonbons und Kaugummis essen,
einen neuen Job finden, der mich fordert und nicht langweilt,
kurze Sportübungen machen, statt Kekse zu essen,
mit dem Handy spielen, statt Kekse zu essen,
mehr Einsatz für meine Projekte zeigen und mehr Ehrgeiz im Job entwickeln,
das Zielvorstellungsaudio anhören, statt Kekse zu essen und Kaffee zu trinken,
einen kleinen Spaziergang an der frischen Luft machen, statt immer in die Küche zu rennen.

Schlussendlich entschied sie sich, folgende drei Alternativen für die nächsten drei Wochen auszuprobieren: Sie möchte ...

1. *einen kleinen Spaziergang an der frischen Luft machen, statt immer in die Küche zu rennen,*
2. *Kaffee schwarz ohne Milch und Zucker trinken,*
3. *nach einem neuen Job suchen, statt Kekse zu essen.*

Sie nahm sich fest vor, nach einer neuen Arbeitsstelle Ausschau zu halten. Sie hatte erkannt, dass der Job sie einfach nicht mehr fesselte und dass ihr Essverhalten zum Großteil mit ihrer Unzufriedenheit und Langeweile zusammenhing. Softwareprodukte hatten sie noch nie interessiert. Nach dem Studium zur Betriebswirtin hatte ein Bekannter ihr diesen Job angeboten. Weil es so einfach und der Job gut bezahlt war, hatte sie ihn angenommen. Wirklich Spaß hatte sie jedoch nie. Aus Bequemlichkeit arbeitete sie seit acht Jahren bei dieser Firma. Sechs Monate nach dieser Übung wechselte Sabine in den Außendienst einer Kosmetikfirma. Der direkte Kundenkontakt bereitet ihr große Freude und sorgt für eine Menge Abwechslung im Alltag. Zusätzlich ist sie nun in ganz Deutschland unterwegs, und an Langeweile ist gar nicht mehr zu denken. Heute wiegt sie nur noch 68 kg.

Schritt 4: Verändere deine sabotierenden Glaubenssätze!

„Egal, was du denkst, du hast immer recht!“

HENRY FORD

Keshi, ein zwölfjähriger indischer Junge, war ein großer Elefantenliebhaber. Er wuchs am Fuße des Himalajas auf und beobachtete, wie unzählige Elefanten von ihren Eigentümern, den Mahuts, für Waldarbeiten eingesetzt wurden. Er verspürte Mitgefühl für diese Tiere und beschloss, sie zu retten. Keshi stellte sich vor, dass die Elefanten mit schweren Metallketten festgebunden sein mussten, damit sie nicht entfliehen konnten. Monatelang sparte er deshalb auf eine Metallkettensäge. Als er diese endlich in den Händen hielt, machte er sich sofort auf den Weg.
Als er den ersten Elefanten erreichte, staunte er, als er sah, dass dieser an einem schmalen Holzpfahl mit einer Leine festgebunden war. Keshi verstand nicht, warum das Tier, das bis zu 300 kg mit seinem Rüssel heben konnte, diesen dünnen Holzpfahl nicht einfach herausriss.
Keshi ging bei diesem Elefanten also davon aus, dass er wohl freiwillig bei seinem Mahut lebte, und machte sich zum nächsten auf. Aber auch dieser Elefant war auf die gleiche Art und Weise angebunden. Zehn Elefanten suchte Keshi in dieser Nacht auf, und alle waren mit derselben Technik angebunden. Keiner von ihnen versuchte, sich auch nur ansatzweise zu befreien. Keshi verstand die Welt nicht mehr! Kannst du dir vorstellen, warum sich die Tiere nicht einfach befreiten?
Tatsächlich werden Elefanten in Indien schon als Babys auf diese Art und Weise festgekettet. Wenn sie so jung sind, versuchen sie unzählige Male, sich von dem Holzpfahl zu befreien, doch zu dieser Zeit sind sie noch zu schwach. Sie gewöhnen sich an die Gefangenschaft und an den Glauben, nicht stark genug zu sein. Dieser Glaube prägt von nun an ihr ganzes Leben. Als Resultat wagen sie als erwachsene Elefanten nicht einmal mehr den Versuch, sich zu befreien.
Auch bei den Menschen bestimmt die Art, wie sie Erlebnisse und Erfahrungen deuten, was sie in Zukunft tun und wer sie sein werden.

Was sind also Glaubenssätze?

Zum einen sind es Überzeugungen über uns selbst und darüber, was in der Welt um uns herum möglich ist. Es sind Einstellungen, Verallgemeinerungen, Interpretationen, unbewusste Vorannahmen und sich selbst erfüllende Prophezeiungen. Glaubenssätze sind nicht angeboren. Sie entstehen durch wiederholte Erfahrungen, wie an der Geschichte der Elefanten deutlich wird, aber auch durch Erziehung. Wenn beispielsweise eine Mutter ihr Kind in dem Glauben aufwachsen lässt, dass ihre Familie immer von Hartz-IV-Bezügen leben wird, ist die Wahrscheinlichkeit hoch, dass das Kind dies glaubt und auch dementsprechend handelt. Es wird sich nicht viel Mühe in der Schule geben, keine Arbeitserfahrung sammeln und nicht studieren. Es wird nach dem Motto „Es macht ja sowieso keinen Sinn" leben, und am Ende wird die Prophezeiung seiner Mutter wahr werden. Wäre dasselbe Kind in derselben Familie mit denselben Voraussetzungen aufgewachsen, nur mit dem Unterschied, dass seine Mutter ihm das Gefühl gibt, etwas Besonderes zu sein und alles schaffen zu können, wäre die Wahrscheinlichkeit, dass dieses Kind etwas aus seinem Leben macht und kein Hartz IV benötigen wird, sehr viel höher.

Auch unser näheres Umfeld hat großen Einfluss auf unsere Glaubenssätze. Ein Beispiel liefert Robert Rosenthal in seinem Buch „Pygmalion in the Classroom". Darin werden Untersuchungen angeführt, die nachweisen, dass sich die Leistungsfähigkeit von Schülern nachhaltig verbessert, wenn ihre Lehrer sie für intelligent halten. In einer Studie wurde eine Gruppe von Lehrern dazu angehalten, die Fähigkeiten einiger Schüler besonders zu fördern, da diese hochbegabt seien. Diese Kinder waren in Wirklichkeit aber teilweise sogar eher leistungsschwach. Doch schon bald gehörten sie zu den Klassenbesten. Ihre Überzeugung, den anderen geistig überlegen zu sein, war der Auslöser für ihren Erfolg.

Glaubenssätze entstehen oft auch durch kulturelle Hintergründe. Der Satz „Ein Indianer kennt keinen Schmerz" kann bei einem kleinen Jungen beispielsweise den Glaubenssatz entstehen lassen, dass Männer nie Schwäche zeigen dürfen, weil sie sonst als Versager gelten.

Schließlich haben auch die Medien großen Einfluss bei der Entstehung von Glaubenssätzen. So meinen unzählige Mädchen, dass jede Kleidergröße über Size Zero bereits Übergewicht bedeutet. Als Resultat dieses Glaubens enden viele der jungen Mädchen in der Magersucht.

Welche Auswirkungen haben Glaubenssätze?

Glaubenssätze haben große Auswirkungen auf unsere Wahrnehmung der Wirklichkeit. Wir nehmen nämlich meist nicht die Realität wahr, sondern was wir für die Realität halten. Nicht die Ereignisse in unserem Leben prägen unsere Persönlichkeit, sondern die Art und Weise, wie wir diese Ereignisse interpretieren und welche Bedeutung wir ihnen beimessen.
Was wir glauben, beeinflusst unsere Gefühle, unser Verhalten, unsere körperliche und psychische Befindlichkeit, unsere Berufs- und Partnerwahl, unser Selbstbild und schlussendlich unsere Identität. Glaubenssätze können sich positiv, aber auch negativ auf unser Leben auswirken. Und sie lassen uns sowohl Unmögliches schaffen als auch Mögliches nicht in Angriff nehmen. Das kommt ganz auf den Glaubenssatz an.
Um mit 17 Jahren das erste Mal Wimbledon zu gewinnen, musste Boris Becker an sich und seine Fähigkeiten glauben. Er tat dies wahrscheinlich auch deshalb, weil sein Umfeld an ihn glaubte. Auf der anderen Seite gibt es bestimmt irgendwo einen begabten jungen Tennisspieler, dessen Umfeld ihm immer wieder weismacht, dass nur die wenigsten es im Tennis schaffen können und dass er zwar gut sei, aber nicht gut genug. Als Resultat wird der Junge blind für sein Talent und für die Chancen, die ihn nach Wimbledon führen könnten. Stattdessen wird er jedes verlorene Match dahingehend interpretieren, dass die anderen recht hatten.
Das Problem an Glaubenssätzen ist, dass sie unbewusst ablaufen und somit auch unbewusst unser ganzes Leben beeinflussen. Sobald wir etwas glauben, versuchen wir unbewusst, Wege zu finden, um uns zu beweisen, dass unser Glaube wahr ist. Dazu eine kleine Anekdote, die ich während meiner Coachingausbildung das erste Mal hörte: Es gab einmal einen Mann, der glaubte eine Leiche zu sein. Die Familie des Mannes schickte ihn daraufhin zum Psychiater. Während der Sitzung stritten die beiden darüber, ob der Mann nun eine Leiche sei oder nicht. Plötzlich hatte der Psychiater eine Idee und fragte den Mann, ob Leichen bluten können. Der Mann sagte: „Natürlich nicht! Bei einer Leiche kommen ja alle Körperfunktionen zum Stillstand.“ Schließlich stach der Psychiater ihm in den Finger. Als der Finger zu bluten anfing, sagte der Mann: „Oh, ich habe mich wohl getäuscht. Leichen können doch bluten.“
Du siehst, wir werden immer Wege finden, um an unseren Glaubenssätzen festhalten zu können.

Der Placeboeffekt ist ein weiteres Beispiel dafür, wie sich unser Glaube sogar auf unseren Körper und auf unsere Gesundheit auswirken kann. Ein Placebo ist ein Medikament, das keinen Arzneistoff enthält und somit auch keine pharmakologische Wirkung besitzt. Anstelle eines Medikaments bekommen die Probanden einer Studie also ein Placebo verschrieben. Sie gehen aber davon aus, ein Arzneimittel zu nehmen, das eine bestimmte Wirkung zeigt. Das Erstaunliche ist, dass ungefähr bei einem Drittel der Menschen das Placebo genauso gut wirkt wie das eigentliche Medikament. Das bedeutet, dass allein der Glaube an die Wirkung diesen Menschen zur Heilung verhilft.
Kannst du dir vorstellen, dass auch dein Glaube Auswirkungen auf dein Gewicht haben kann? Im Folgenden zeige ich dir eine Sammlung von Glaubenssätzen meiner Klienten:

» Ich kann nicht abnehmen, ich habe schon alles probiert.
Mein Übergewicht liegt an meinem Stoffwechsel.
Ich glaube, dass ich an Lebensqualität verliere.
Ich glaube, ich bin einfach so.
Gesundes Essen ist zu teuer.
Ich glaube, ich bin genetisch so veranlagt und kann nichts dagegen tun.
Ich kann nicht abnehmen, weil ich keinen Sport machen kann.
Ich glaube, dass ich nach dem Abnehmen von 5 kg wieder einknicke, weil ich einfach keine Disziplin habe.
Man muss seinem Körper geben, was er will.
Ich glaube, ich nehme nur für die anderen ab, nicht für mich selbst.
Allein mein Knochenbau würde es nie zulassen, dass ich schlank bin. «

Würdest du auch nur einen oder zwei von diesen Sätzen wirklich glauben, würdest du dann anfangen, dein Leben umzustellen und abzunehmen? Welche Motivation hättest du, wenn du glaubst, dass du genetisch so verlangt bist und nichts dagegen tun kannst? Oder wenn du meinst, dass dein Stoffwechsel schuld ist und es ohnehin nicht in deiner Hand liegt? Oder wenn du generell glaubst, nicht diszipliniert genug zu sein?
Das Resultat der Glaubenssätze wäre dasselbe wie bei den Elefanten in Indien. Du würdest gar nicht erst anfangen, etwas zu ändern, weil du nicht daran glaubst, es zu können. Oder du würdest anfangen und dann wieder aufgeben, weil du dir unterbewusst beweisen müsstest, recht zu haben.

Die meistverbreiteten Irrtümer und Mythen

In diesem Kapitel möchte ich über einige weitverbreitete Irrtümer und Mythen aufklären, die zu falschen Glaubenssätzen führen.

„Mein Übergewicht ist genetisch bedingt"

Studien zufolge begünstigt eine bestimmte genetische Disposition Übergewicht. Verantwortlich sei das sogenannte FTO-Gen. Eine Punktmutation dieses Gens begünstigt im Körper die Entwicklung von weißen Fettzellen. Im Gegensatz zu den beigen Fettzellen speichern weiße Fettzellen Fett, statt es in Wärme umzuwandeln (Melina Claussnitzer u. a., 2015). Auf die Spur dieses Gens kamen die Wissenschaftler der Peninsula Medical School Exeter, indem sie den Body-Mass-Index und die Erbinformation von Menschen mit Übergewicht in Zusammenhang brachten. So fanden sie heraus, dass vor allem übergewichtige Menschen das FTO-Gen tragen. Es zeigte sich aber auch, dass Menschen mit dem FTO-Gen lediglich 2–3 kg mehr auf die Waage bringen als Menschen, die dieses Gen nicht aufweisen. Das ist jedoch nicht die Menge an Körpermasse, die über ein erhöhtes Gewicht entscheidet (Monika Preuk, 2013).
John Mathers von der Newcastle University analysierte die Daten von 9563 übergewichtigen Erwachsenen, die durch Ernährungsumstellungen und/oder körperliche Aktivität versuchten, Gewicht zu verlieren. Mit dieser Studie wollte er herausfinden, wie stark das FTO-Gen den Prozess des Abnehmens beeinflusst. Er konnte jedoch keine Unterschiede zwischen der FTO-Gruppe und der Kontrollgruppe feststellen. Beide Gruppen erzielten ähnliche Veränderungen in Gewicht, Body-Mass-Index und Taillenumfang (Livingstone, K. M. u. a., 2017).
Auch Essensvorlieben sind kein Schicksal und lassen sich selbst im Erwachsenenalter noch beeinflussen. Eine Studie untersuchte die Reaktion auf Essen von normal- und übergewichtigen Menschen. Dabei reagierte das Belohnungszentrum im Gehirn der Übergewichtigen stark auf ungesundes Essen wie beispielsweise Süßigkeiten oder besonders fettreiche Speisen. Dieselben Probanden nahmen anschließend an einem mehrmonatigen Ernährungsprogramm teil. Nachdem sie ihre Ernährung über Monate auf gesünderes Essen umgestellt hatten, reagierte ihr Belohnungszentrum beim zweiten Test stärker auf die gesunde und kalorienarme Nahrung (Ethan Watters, 2006).

Was bedeutet das nun für dich?

Du solltest die genetische Disposition nicht überbewerten. Schon gar nicht sollte sie dazu führen, die Motivation zu verlieren. Selbst wenn du genetisch betroffen sein solltest, sind es maximal 2–3 kg, auf die du keinen vollen Einfluss hast. Alles andere liegt in deiner Hand. Du hast die gleichen Voraussetzungen wie jeder andere Mensch und du kannst genauso schlank sein wie jede schlanke Person, die du kennst. Du musst es nur wollen, und am wichtigsten ist, dass du an dich glaubst. Abnehmen ist kein so großes Hexenwerk, wie es oft dargestellt wird. Kalorienärmer essen, ein bisschen mehr Bewegung, und schon verlierst du an Körpergewicht. Die viel größere Hürde ist dein eigenes Denken, sind deine Glaubenssätze, die dich davon abhalten, es überhaupt erst zu probieren abzunehmen. Der Gedanke, dass du genetisch vorbelastet bist, blockiert dich in deinem Vorhaben. Wenn du an dich glaubst und eine Änderung deiner Lebensweise für möglich hältst, entstehen in deinem Gehirn weitere neuronale Prägungen, die dich letztlich zu deinem neuen Lifestyle führen werden.

„Der Stoffwechsel ist schuld"

Ein weitverbreiteter Mythos ist, dass eine Diät bzw. eine Ernährungsumstellung deinen Stoffwechsel reduziert. Im Volksmund heißt es, wenn du Kalorien aus deiner Ernährung streichst, glaubt dein Körper zu verhungern und verlangsamt den Stoffwechsel, um Energie zu bewahren.
Um diesen Mythos zu verstehen, versuche ich dir so kurz und verständlich wie möglich zu erklären, wie dein Stoffwechsel funktioniert. Erst einmal: Was ist überhaupt der Stoffwechsel? Unter dem Begriff versteht man alle biochemischen Vorgänge, bei denen aus Nahrung Energie gewonnen wird. Jeder Körper braucht Energie, um funktionieren zu können. Komplizierter wird es bei der Frage der Menge. Unser Energiebedarf hängt von verschiedenen Faktoren ab, wie beispielsweise Alter, Geschlecht, Arbeits- und Freizeitbetätigungen und Stresslevel.
Maßgeblich hängt der Energiebedarf jedoch von unserer Körpermasse und deren Zusammensetzung ab. Muskelmasse braucht beispielsweise mehr Energie als Fettmasse. Eine kleine und leichte Person braucht weniger Energie, um ihren Körper zu versorgen, als eine große und schwere Person. Das ist auch der Grund, warum sich der Energieverbrauch beim Abnehmen verringert. Sobald du an Körpermasse verlierst, verbraucht

dein Körper im Ruhezustand weniger Kalorien, weil er weniger Masse zu versorgen hat. Der Stoffwechsel ist dadurch aber nicht beschädigt oder wird langsamer, er passt sich nur den neuen Gegebenheiten an. Erst bei starkem Untergewicht, wenn die Fettreserven so gering sind, dass Lebensgefahr droht, fängt dein Körper an, den Energieverbrauch zu reduzieren. Je weniger Kalorien du zu dir nimmst, desto mehr Fett muss dein Körper abbauen. An diesem Fakt gibt es leider nichts zu rütteln.

Dein Stoffwechsel könnte nur absinken, auch ohne dass du an Untergewicht leidest, wenn dein Körper ein Defizit an wichtigen Nährstoffen wie Vitaminen und Proteinen aufweist. Dies kann aber auch bei Menschen passieren, die nicht kalorienreduziert essen. Teil deines neuen Lifestyles sollte aus diesem Grund natürlich auch die Ausgewogenheit deiner Ernährung sein, ungeachtet dessen, wie viele Kalorien du zu dir nimmst.

Ein weiterer Volksglaube ist, dass im Alter der Stoffwechsel langsamer wird. Der Verbrauch sinkt aber nicht einfach wegen des Alters, sondern wenn überhaupt, weil ältere Menschen oft nicht mehr so aktiv sind und sich nicht mehr so viel bewegen wollen oder können. Auch für den Jo-Jo-Effekt wird der durch die Diät „ruinierte Stoffwechsel" häufig verantwortlich gemacht. Es wird behauptet, dass der Körper nach einer kalorienreduzierten Ernährung plötzlich alles einlagert, was er kriegen kann. Ebenfalls ein Mythos!

Wenn du nach einer Diät wieder isst wie zuvor, nimmst du zu, weil die Mengen und/oder die Qualität deiner Nahrung, die du früher zu dir genommen hast, einfach zu Übergewicht führen. Wegen dieser Art zu essen bist du überhaupt erst übergewichtig geworden. Wenn du also wieder so isst, wirst du erneut übergewichtig werden. Deshalb ist ein neuer Lifestyle so wichtig. Ziel ist es, dass dir Essen, das gleichzeitig gut für dich ist, Spaß macht, und dass du andere Dinge in deinem Leben findest, die dich erfüllen und dich genauso glücklich machen wie das Essen.

Auch Wundermittel, die den Stoffwechsel ankurbeln sollen, sind ein Mythos. Unser Stoffwechsel reguliert unsere wichtigsten Körperfunktionen. Wenn du ihn durch ein Mittel in dem Maß ankurbeln würdest, dass dies auch nennenswerte Auswirkungen auf dein Gewicht haben könnte, würdest du gleichzeitig deinen Herzschlag, deine Organfunktionen und deine Körpertemperatur erhöhen. Du würdest unter Herzrasen, erhöhter Körpertemperatur, Unruhe, Erbrechen, Nervosität und im Extremfall sogar an Organversagen leiden. Wäre das wirklich erstrebenswert? Durch die gefährlichen körperlichen Nebenwirkungen bewegen sich die „Stoffwechselwundermittel“ in einem so kleinen Rahmen, dass sie wortwörtlich kaum ins Gewicht fallen. Das Absurde an der Sache ist, dass die Mittel, die mit einem solchen Stoffwechseleffekt werben, meist selbst Kalorien enthalten. Somit gleichen sie den minimalen Effekt, den sie haben könnten, sofort wieder aus.

Was bedeutet das nun für dich?

Nun bist du im Thema Glaubenssätze schon mindestens fortgeschritten. Jetzt frage ich dich: „Was bedeutet es für dich und deine Taten, wenn du glaubst, dass du nur abnimmst, wenn du eine Mindestmenge an Kalorien zu dir nimmst?“ Auch wenn ich mir sicher bin, dass du die Antwort kennst, wiederhole ich sie hier noch mal. Es bedeutet, dass du eine Ausrede dafür hast, ein Minimum an Kalorien zu dir zu nehmen, und das auch tun wirst, weil du ja sonst nicht abnimmst. In Wirklichkeit macht es dir dieser Glaube jedoch schwerer, dein Ziel zu erreichen.
Du reduzierst dein Körpergewicht in Wahrheit nur, wenn du weniger Kalorien zu dir nimmst, als es dein täglicher Grundumsatz erfordert. Dabei solltest du darauf achten, dass sich bei der Änderung deiner Lebensumstände auch dein Grundumsatz ändern kann. Wenn du beispielsweise aus der Gastronomie in einen Bürojob wechselst, vom Dachgeschoss ins Erdgeschoss ziehst oder allgemein weniger Sport treibst, wird sich dein Grundumsatz verändern. Schließlich solltest du immer auf deinen eigenen aktuellen Grundumsatz achten und dich nicht mit anderen vergleichen. Natürlich kann eine 1,50 m große Frau nicht die gleichen Mengen essen wie ein 2 m großer Profibasketballer.
Und was würde passieren, wenn du mit einem Wundermittel deinen Stoffwechsel antreiben wollen würdest? Es würde dafür sorgen, dass du nötige Veränderungen wie die Umstellung deiner Ernährung oder mehr Bewegung nicht oder nur teilweise in Angriff nimmst, weil du glaubst, dass dieses Mittel das für dich regelt. Die einzige Methode, um den Grundumsatz zu erhöhen, ist Bewegung. Aber auch hier gilt Vorsicht (siehe S. 54)!

„Solange ich Sport mache, kann ich essen, was ich will“

„Wenn man Muskeln aufbaut, verbrennt man Fett im Schlaf.“ Hast du diese Aussage schon einmal gehört? Sie ist auch nicht falsch! Wie schon im letzten Abschnitt erwähnt, erhöht Muskelmasse den Grundumsatz.

Dieser beschreibt den Bedarf an Kalorien, die dein Körper im Ruhezustand verbraucht, um lebenswichtige Funktionen wie Herzschlag, Atmung, Durchblutung und Verdauung aufrechtzuerhalten.
Jedoch steigert 1 kg aufgebaute Muskelmasse deinen Grundumsatz um lediglich 13 kcal pro Tag; 1 kg Fettmasse verbraucht etwa 4,5 kcal pro Tag. Eine untrainierte Frau braucht dann auch noch ein bis zwei Jahre effektives und kontinuierliches Krafttraining, um überhaupt erst einmal 5 kg Muskelmasse aufzubauen. Ein untrainierter Mann kann in der gleichen Zeit 10 kg Muskeln aufbauen (McClave u. a., 2001). Selbst wenn du 10 kg Muskelmasse aufgebaut hättest, würde sich dein Grundumsatz um lediglich 130 kcal pro Tag steigern. Das ist natürlich nicht gar nichts, aber eben auch nicht genug dafür, dass sich die Fettverbrennung zum Selbstläufer entwickelt. Zum besseren Verständnis: Eine halbe Tafel Milchschokolade hat schon etwa 270 kcal.
Natürlich verbrauchst du nicht nur Kalorien, weil du durch mehr Muskelmasse einen erhöhten Grundumsatz hast, sondern auch durch die Bewegung selbst. Aber hier sollte man vorsichtig sein! Bei einer Studie ließ man 81 Frauen für zwölf Wochen dreimal wöchentlich 30 Minuten auf dem Laufband trainieren. 55 dieser Frauen nahmen in dieser Zeit zu, jedoch nicht wie erwartet an Muskelmasse, sondern an Fett (Sawyer u. a., 2015). Du kannst dir bestimmt mittlerweile denken, woran das liegt. Richtig! Diese Frauen haben überschätzt, wie viele Kalorien sie durch den Sport verbrennen. Das hat zu dem Glauben geführt, mehr oder ungesünderes Essen zu sich nehmen zu dürfen, ohne dass dies eine Auswirkung auf ihr Gewicht hat. Leider ist das eben ein Trugschluss. Sport regt bei vielen Menschen zusätzlich den Appetit an, was ebenfalls dazu führen kann, dass diese am Ende mehr Kalorien zu sich nehmen, als wenn sie keinen Sport gemacht hätten.
Im Folgenden findest du eine Tabelle, die zeigt, wie viele Kalorien eine 80 kg schwere Person durchschnittlich mit einer 30-minütigen Ausführung diverser Sportarten verbrennt. In der Spalte daneben sind Beispiele von Nahrungsmitteln mit etwa derselben Kalorienmenge aufgeführt.

30 Minuten	Verbrannte Kalorien	Entsprechendes Nahrungsmittel	Enthaltene Kalorien
Radfahren (15 km/h)	240 kcal	ein Riegel Snickers	252 kcal
Walken	260 kcal	eine halbe Packung Funny-frisch Chips-frisch	260 kcal
Laufen (7 min/km)	330 kcal	Butterbrezel (85 g Brezel + 15 g Butter)	300 kcal
Trampolin-springen	140 kcal	eine mittelgroße Banane (150 g)	135 kcal
Reiten	160 kcal	zwei mittelgroße Äpfel	160 kcal
Badminton-spielen	230 kcal	eine kleine Portion Pommes frites bei McDonalds	231 kcal
Skifahren	240 kcal	ein Innocent Defence Smoothie	232 kcal
Volleyball-spielen	150 kcal	eine Flasche Coca-Cola (0,5 l)	205 kcal

Was bedeutet das nun für dich?

Verstehe mich nicht falsch, ich möchte dich auf keinen Fall demotivieren, Sport zu treiben. Ich selbst bin leidenschaftliche Sportlerin und wünschte, ich könnte allen Menschen helfen, ihre Begeisterung am Sport zu entdecken. Ich bezeichne Sport sogar oft als Schlüsselgewohnheit. Damit meine ich, dass Sport eine Art Kettenreaktion an Verhaltensänderungen auslösen kann. Bei meinen Klienten habe ich schon oft beobachtet, dass sie mit Beginn einer sportlichen Betätigung gleichzeitig produktiver wurden, weniger rauchten, sich gesünder ernährten, Stress abbauten und dass sich ihr Gemütszustand verbesserte.

Ich möchte dir dennoch noch einmal ganz deutlich vor Augen führen, dass Sport kein Freischein ist, zu viel oder die falschen Dinge zu essen. Wenn du glaubst, dass sich dein Grundumsatz durch deinen Muskelzuwachs so weit erhöht hat, dass dein Körper zu einer reinen Fettverbrennungsmaschine geworden ist, wird das dazu führen, dass du weniger auf deine Ernährung achtest. Und wenn du glaubst, an Tagen, an denen du Sport machst, essen zu können, was und wie viel du willst, weil du es ja mit dem Sport sowieso wieder verbrennst, wirst du genau an diesen Tagen zunehmen. Denn, wie du in der Tabelle gesehen hast, verbrennst du zwar durch den Sport zusätzlich Kalorien, aber eben nur begrenzt. Du solltest Sport als eine Chance sehen, etwas Neues zu entdecken, was dir Spaß macht und dich erfüllt. Zusätzlich kann dich Sport dabei unterstützen, dein Wunschgewicht zu erreichen, aber nur, wenn du weiter darauf achtest, deinem neuen Lifestyle entsprechend zu essen und durch den Sport zusätzliche Kalorien zu verbrennen. Wenn du merkst, dass Bewegung deinen Appetit anregt, plane den Sport so ein, dass du eine Mahlzeit, die du sowieso zu dir nehmen würdest, nach dem Sport einnimmst.

„Gesundes Essen macht nicht dick"

Für diesen Trugschluss habe ich ein paar tolle Beispiele, sowohl von meinen Klienten als auch aus meinem Freundeskreis:

> »Zwischendurch esse ich nur mal einen Müsliriegel, aber keine Schokolade oder so.
> Für mich bitte eine Pizza mit Brokkoli. Ich bin nämlich auf Diät.
> Abends vor dem Fernseher esse ich nur Obst und Joghurt, das ist ja gesund und macht nicht dick.
> Ich süße meine Speisen jetzt nur noch mit Agavendicksaft, der macht nämlich nicht dick.
> Ich esse nur Biobrot. Daran kann mein Übergewicht also nicht liegen.«

Ich könnte ewig mit solchen Beispielen fortfahren, denke aber, dass die Quintessenz schon klar geworden ist. Gesund bedeutet nicht automatisch kalorienarm! Auch gesunde Nahrung hat Kalorien, und das oft nicht zu wenig. 100 ml Agavendicksaft haben beispielsweise 300 kcal, das sind zwar 100 kcal weniger als Zucker, aber immer noch genug, um davon zuzunehmen. Ein Corny-Müsliriegel der Sorte Schoko-Banane hat 111 kcal, ein Kinder-Schokoriegel hingegen „nur" 70 kcal. Biobrot hat genauso viele Kohlenhydrate wie andere Brote. Obst enthält Fruchtzucker (Fruktose). Fruktose ist wie Glukose ein Einfachzucker und enthält genauso viele Kalorien wie herkömmlicher Haushaltszucker. Natürlich nehmen wir durch Obst noch viele andere wichtige Nährstoffe wie Vitamine und Ballaststoffe zu uns. Aber hier geht es ja darum, was zu Übergewicht führen kann. Und auch Obst im Übermaß kann dazu beitragen.

Was bedeutet das nun für dich?

Es bedeutet, dass du dir bewusst machen solltest, dass gesund nicht dasselbe wie kalorienarm ist. Das Entscheidende beim Abnehmen ist also nicht, was du isst, sondern wie viele Kalorien es hat. Es gilt immer noch, dass du abnehmen wirst, wenn du weniger Kalorien zu dir nimmst, als dein täglicher Grundumsatz beträgt. Du kannst mit 1000 kcal Milchschnitte am Tag genauso wie mit 1000 kcal Gemüse abnehmen.
Wie bereits besprochen, solltest du jedoch immer auf die Ausgewogenheit deiner Ernährung achten! Meiner Meinung nach ist alles, was in ein Extrem ausartet, schädlich. Dabei kann extrem viel Zucker genauso schädlich sein wie extrem viel Wasser. Abwechslung und ein gesundes Maß in allem ist hier der Schlüssel zum Erfolg.
Natürlich hat das, was wir essen, auch Einfluss auf unser Sättigungsgefühl. Mehrere Studien zeigen, dass eine proteinreiche, kohlenhydratarme Ernährung bei gleichen Abnehmresultaten zu weniger Hungergefühl führt als eine fettarme Ernährung (Johnston u. a., 2014). Aber auch dies sollte meiner Meinung nach jeder für sich herausfinden.

„Wenn ich nicht so viel essen darf, wie ich eigentlich möchte, verliere ich an Lebensqualität“

Dieser Glaubenssatz begegnet mir in meiner Praxis am häufigsten.
Ich frage dann immer:

> »Verlierst du auch an Lebensqualität, wenn du nicht so viel Urlaub nehmen kannst, wie du willst?
> Oder wenn du nicht so viel shoppen kannst, wie du willst?
> Oder wenn du dir nicht so viele Autos kaufen kannst, wie du willst?
> Oder wenn du nicht mit jedem Mann oder jeder Frau sofort zusammen sein kannst, die du gerade interessant findest?
> Oder wenn du nicht jeden Tag zur Kosmetikerin gehen kannst?«

Die Antwort lautet meistens: „Nein!“ Man kann einfach nicht alles haben, was man will. So ist das Leben. Meine Reaktion darauf lautet dann immer: „Genau!“ Und leider kann man auch nicht so viel essen, wie man will, ohne dass es Konsequenzen hat.
Und das ist bei allen Menschen so. Selbst jemand, der an einer Schilddrüsenüberfunktion leidet und nicht leicht zunimmt, kann nicht alles essen,

was er will, ohne dass dies Konsequenzen hat. Wenn ein Mensch mit Schilddrüsenüberfunktion zu viel Zucker zu sich nimmt, hat das vielleicht nicht die gleichen Auswirkungen auf sein Gewicht wie bei einem gesunden Menschen, aber die gesundheitlichen Konsequenzen sind bis auf das Übergewicht dieselben. Zu viel Zucker beeinträchtigt die Leistungsfähigkeit des Immunsystems, greift die Zähne an, führt zu Herz- sowie Hirnschäden und kann Diabetes Typ 2 auslösen. Das bekommt auch ein Mensch mit einer Schilddrüsenüberfunktion zu spüren (Jörg Zittlau, 2015).
Warum es für uns normal ist, uns in allen Lebensbereichen einzuschränken und anzupassen, nur beim Thema Essen nicht, weil wir sonst an Lebensqualität verlieren, ist mir ein Rätsel. Auch folgende Frage stelle ich meinen Klienten in dem Zusammenhang oft: „Was bedeutet Lebensqualität für dich?" Die Antwort einer sehr jungen Klientin von mir hat auf mich großen Eindruck gemacht:

BEISPIEL

Die 21-jährige Lea besuchte meinen Workshop. Als ich Lea fragte, warum sie abnehmen wolle, sagte sie, dass sie das auch nicht genau wüsste, aber vielleicht eher noch aus gesundheitlichen Gründen. Optisch fände sie sich spitze und sie wüsste nicht, was das Problem von allen sei.
Mit 21 Jahren und 125 kg auf der Waage gesundheitliche Prävention als Motivation für das Abnehmen anzugeben, erschien mir von Beginn an etwas auffällig. Im Laufe des Workshops kristallisierte sich immer stärker heraus, dass Lea unter großem Druck ihrer Familie stand und selbst noch gar nicht die Chance hatte, darüber nachzudenken, ob sie wirklich abnehmen wollte oder es nur für andere tat.
Erst bei der Übung zum Thema Glaubenssätze machte es klick! Diese Übung, die du in ähnlicher Form auch gleich kennenlernen wirst, macht jeder Teilnehmer des Workshops für sich. Lea saß auf der Terrasse und war hochkonzentriert. Erst im Nachhinein erfuhr ich, dass sie während dieser Übung zu weinen anfing. Denn erst jetzt wurde ihr bewusst, dass sie viele Sachen, die sie eigentlich so gern machte, durch ihr Übergewicht nicht mehr machen konnte. Sie sagte mir: „Vor diesem Workshop dachte ich, dass ich halt so bin. Jetzt denke ich: Das bin doch nicht ich! Ich bin doch keine Person, die nicht mehr

unbeschwert eine Treppe hochlaufen kann, ohne total aus der Puste zu sein, oder die sich nicht mehr ins Freibad traut oder nicht mehr ihren Hobbys nachgehen kann. Ich bin doch keine Person, die Angst davor hat, mit dem Flugzeug zu fliegen – nicht weil es abstürzen könnte, sondern weil der Anschnallgurt zu klein sein könnte. Ich dachte vorher, dass Lebensqualität bedeutet, alles in mich reinfressen zu können, auf was ich gerade Lust habe. Jetzt denke ich, Lebensqualität bedeutet, dass ich alles unternehmen kann, worauf ich Lust habe, und mich dabei wohlfühle."

Was bedeutet das nun für dich?

Was denkst du, wie groß deine Motivation abzunehmen noch ist, wenn du wirklich glaubst, dadurch an Lebensqualität zu verlieren? Wer möchte das schon? Du solltest dich stattdessen fragen, was Lebensqualität für dich bedeutet. Ist sie wirklich nur auf maßloses Essen beschränkt? Was sonst beeinflusst die Qualität deines Lebens? Und kannst du das Essen nicht weiterhin zelebrieren und genießen, auch wenn es in Zukunft aus anderen Bestandteilen oder Mengen besteht?
Wie du bereits erfahren hast, kannst du dein Belohnungszentrum auch auf gesunde und kalorienarme Nahrung konditionieren. Diesen Prozess kannst du beschleunigen und verstärken, indem du deine Einstellung änderst. Zu diesem Thema möchte ich gern die Erkenntnis einer anderen Workshop-Teilnehmerin teilen:

BEISPIEL

Lori ist Italienerin. Wie so oft in italienischen Familien hat auch in Loris Familie das Thema Essen einen hohen Stellenwert. Gemeinsam essen und gemeinsam Zeit verbringen wurde in ihrer Familie gleichgesetzt. Familientreffen wurden um das Essen herum geplant. Wenn Lori einmal sagte: „Ich möchte heute nichts essen", wurde das gleich verstanden wie: „Ich möchte heute keine Zeit mit meiner Familie verbringen." Bis heute ist es schwer für Lori, den Akt des Essens von Gefühlen wie Liebe und Zuneigung zu trennen. Für sie bedeutet Essen, das Leben zu genießen und Zeit mit Menschen zu verbringen, die ihr wichtig sind und nahestehen.

> *Bei ihrem ersten Workshop-Wochenende kam ihr plötzlich die Erkenntnis, dass sich an diesem Fakt gar nichts ändern muss. Sie kann ja weiterhin das Leben genießen, lecker kochen, essen gehen und Zeit mit ihren Liebsten verbringen. Das Einzige, was sie ändern muss, sind die Zutaten. Als leidenschaftliche Köchin kann sie auch aus kalorienärmeren Zutaten leckere Speisen zaubern. Und im Restaurant gibt es bestimmt auch Speisen, die weniger Kalorien enthalten. Zeit mit ihren Freunden und ihrer Familie kann sie ja sowieso verbringen.*

Das klingt alles naheliegend und logisch, oder? Entscheidend ist jedoch, dass Lori selbst zu dieser Erkenntnis gekommen ist. Ich hätte ihr dasselbe sagen können, und es hätte keinerlei Auswirkungen auf sie gehabt. Ein Mensch verändert sich nur dann, wenn ihm innerlich ein Licht aufgeht. Sobald es einmal klick macht, ist es schwer, sich vorzustellen, dass man einmal anders gedacht hat. Das Tolle daran ist, dass unsere Gedanken unsere Taten leiten. Das bedeutet also, wer anders denkt, handelt anders. Diese neuen Verhaltensweisen resultieren dann aus deiner inneren Einstellung und entstehen nicht durch Willenskraft oder Zwang. Deshalb sind sie auch nachhaltig!

„Man muss seinem Körper geben, was er will“

Dieser Glaubenssatz entsteht oft durch Halbwissen über das Thema „Intuitives Essen“. Bei diesem Ansatz wird, statt Diät zu halten, auf die Signale des Körpers gehört. Die Anhänger dieser Ernährungsform gehen davon aus, dass der Körper genau weiß, was und wie viel Essen er braucht. Eigentlich eine schöne Idee, die jedoch viele Gefahren birgt, wenn man sich nicht ausreichend mit ihr befasst. Wenn dein Körper dir einfach so sagen würde, was und wie viel er braucht, würdest du wahrscheinlich gerade nicht dieses Buch lesen. Trotzdem höre ich von vielen meiner übergewichtigen Klienten oft: „Mein Körper braucht einfach mehr Essen als andere.“ Oder: „Wenn mein Körper nach einer zweiten Portion verlangt, muss ich ihm die geben.“
Leider ist dein Körper vielen Faktoren ausgesetzt, die dein natürliches Hungergefühl beeinflussen. Wir leben in einer Zeit, in der Essen rund um die Uhr und überall zu geringen Preisen verfügbar ist. Zusätzlich wird an jeder Ecke mit tollen bunten Bildern mit Essen geworben. Wir werden

also ständig Reizen ausgesetzt, die es uns erschweren, intuitiv zu handeln. Außerdem enthalten viele Nahrungsmittel chemische Zusatzstoffe wie Mononatriumglutamat, hydrierte Öle, raffiniertes Salz oder hochkonzentrierter Fruktosesirup. Diesen Zusatzstoffen wird nachgesagt, massiv in die Appetitregulation einzugreifen. Man könnte sie als „Suchtstoffe" bezeichnen, die ebenfalls das intuitive Essen erschweren.
Die größte Herausforderung dabei ist allerdings das im letzten Kapitel besprochene emotionale Essen. Für jemanden, der schon in jungen Jahren gelernt hat, seine Emotionen mit dem Essen zu kompensieren, ist es fast unmöglich zu unterscheiden, ob der Hunger nun körperlicher oder psychischer Natur ist.

Was bedeutet das nun für dich?

Du solltest dir bewusst machen, dass dein Körper dich aufgrund der oben genannten Faktoren leicht in die Irre führen kann. Wenn du glaubst, ihm alles geben zu müssen, was er verlangt, wirst du nicht abnehmen. Fakt ist, dass es eine gewisse Kalorienmenge gibt, die dein Körper benötigt, damit alle Organe funktionieren. Welche Kalorienmenge das genau ist, werden wir in einem späteren Kapitel noch genau errechnen. Mache dir bewusst, dass dein Körper über diese Kalorienmenge hinaus kein Essen benötigt, auch wenn du seine Signale dahingehend interpretierst.
Unsere Vorfahren hatten anders als wir nicht kontinuierlich und uneingeschränkt Zugang zu Nahrung. Im Winter, wenn es wenige Vorräte gab, hatten sie sogar ganze Hungerperioden zu überstehen. Übersetzt heißt das: So wohlgenährt, wie wir es sind, verhungern wir nicht, selbst wenn wir mal bei echtem Hunger nichts zu essen bekommen.
Intuitives Essen könnte dein langfristiges Ziel sein. Dieses kann meiner Erfahrung nach jedoch erst erfolgen, wenn die Kopfarbeit geleistet ist: wenn du neue Strategien entwickelt hast, mit deinen Emotionen umzugehen, alte Gewohnheiten durch neue ersetzt hast und dich mit deinen Werten, Glaubenssätzen sowie deinem Selbstbild ausreichend auseinandergesetzt hast. Aber selbst dann ist das intuitive Essen nicht für jedermann geeignet. So wie nicht jeder Raucher zum Gelegenheitsraucher werden kann und die meisten Alkoholiker nicht zu Gelegenheitstrinkern werden können, kann auch nicht jeder Übergewichtige zu einem intuitiven Esser werden. Viele Menschen brauchen einfach eine Struktur, Vorgabe oder einen Plan, an dem sie sich festhalten können. Auch diese

Neigung gilt es zu erkunden, bevor du einfach sagst: „Ich ernähre mich jetzt intuitiv." Was du aber in jedem Fall machen kannst, unabhängig davon, wie du dich am Ende ernähren wirst, ist, dem Essen mehr Liebe und Achtsamkeit zu schenken. Nimm dir Zeit für deine Mahlzeit, iss bewusst, nicht nebenbei und genieße das, was du isst, in vollen Zügen!

„Ich kann nicht abnehmen, ich habe schon alles probiert"

Diesen Glaubenssatz nenne ich bewusst am Ende dieses Kapitels, denn er ist das Resultat anderer Glaubenssätze. Du kannst abnehmen, das verspreche ich dir! Jeder kann abnehmen! Das Einzige, was dich davon abhalten kann abzunehmen, bist du selbst und sind deine Glaubenssätze. Wer denkt, dass er sowieso keine Chance hat abzunehmen, weil beispielsweise sein Stoffwechsel kaputt ist, er genetisch dazu veranlagt ist oder er seine Lebensqualität dadurch verliert, wird nicht die richtigen Schritte einleiten, um sein Vorhaben konsequent durchzusetzen. Wer meint, dass gesunde Ernährung nicht dick macht oder Sport zu machen dazu befähigt, alles essen zu können, wird ebenfalls nicht abnehmen. Das sind nur einige wenige Beispiele dafür, welche Glaubenssätze dich dazu bringen können zu denken, dass du einfach nicht abnehmen kannst, obwohl du schon alles probiert hast.

Ein weiteres Beispiel wäre, dass du glaubst, Kalorienmengen richtig einschätzen zu können, dich in Wirklichkeit jedoch deutlich verschätzt. Eine Studie von Lichtman u. a. zeigte, dass Menschen ihre Kalorienaufnahme durchschnittlich um 47 % zu niedrig einschätzen und ihren Aktivitätsgrad um 51 % überschätzen. Dieses Phänomen begegnet mir auch immer wieder bei der Analyse der Essenstagebücher meiner Klienten. Besonders häufig werden vermeintlich gesunde Gerichte in ihrer Kalorienzahl unterschätzt. So veranschlagen viele für einen Salat mit Putenstreifen maximal 500 kcal. Dabei mache ich dann immer darauf aufmerksam, dass allein schon drei Esslöffel Olivenöl etwa 300 kcal haben. Bei nur 100 g Pute (200 kcal) wären wir schon bei 500 kcal. Wenn dann noch Sahne, Essig, Mozzarella, Feta, Ei oder Oliven hinzukommen, sind wir schnell bei 1000 kcal oder mehr.

Was bedeutet das nun für dich?

Den Glauben an sich und seine Fähigkeiten zu verlieren ist einer der fatalsten Fehler. Denn, was immer du glaubst, wird für dich Realität sein!

Wenn du also nicht wirklich daran glaubst, es schaffen zu können, wirst du es auch nicht schaffen. Ein neuer Glaubenssatz, den du in deinem Leben aufnehmen solltest, lautet daher:

„Die Vergangenheit ist nicht die Zukunft"

Es ist egal, was in der Vergangenheit war. Du kannst ab heute etwas anderes tun, damit ganz andere Ergebnisse erreichen und somit deine Zukunft neu gestalten. Vielleicht hast du schon viel versucht, vielleicht schon sehr viel. Mit Sicherheit hast du aber noch nicht alles versucht.
Am Anfang dieses Kapitels hast du erfahren, wie Glaubenssätze entstehen und dass dabei die eigenen Erfahrungen und Erlebnisse eine große Rolle spielen. Du hast aber auch gelernt, dass es immer darauf ankommt, wie man diese Erfahrungen interpretiert. Denn nichts hat eine Bedeutung außer der Bedeutung, die wir ihr beimessen. Eine Möglichkeit, deine bisherigen Misserfolge zu interpretieren, wäre: „Ich habe schon alles versucht, aber ich kann es einfach nicht." Nur, was würde dir diese Interpretation bringen? Wohin würde sie dich führen? Zu welchem Handeln würde sie dich ermutigen? Sie würde dich dazu ermutigen, zu resignieren und dich mit deinem Übergewicht abzufinden. Bringt dich das weiter oder deinem Ziel näher? Nein! Also, warum deine bisherigen Erfahrungen nicht dahingehend interpretieren, dass du einfach noch nicht den richtigen Weg gefunden hast? Du bist ja auch nur ein Mensch und Fehler gehören dazu. Du hast aus deinen Fehlern gelernt und wirst diesmal dein Ziel erreichen.
Du kannst dich auch an anderen Lebensbereichen orientieren. Es gibt bestimmt Dinge in deinem Leben, von denen du dachtest, dass du sie niemals schaffen würdest, und die du dann doch geschafft hast. Klienten berichten hier oft von schweren Prüfungen an der Uni oder in der Schule, von einem Job, der für sie unerreichbar schien, von einem Partner, von dem sie nie geglaubt hätten, dass er sie auch liebt, oder von Ängsten, die sie überwunden haben, wie die Angst vor dem Schwimmen oder Fliegen. Weibliche Klienten erzählen mir in diesem Zusammenhang auch oft von der Geburt ihres Kindes.
Wenn du also andere Dinge erreicht hast, von denen du nie geglaubt hättest, dass du sie erreichst, warum dann nicht auch deine Traumfigur? Vielleicht erzählst du in einem Jahr einer Freundin oder einem Freund, dass du nie geglaubt hättest, einmal X kg zu wiegen, und dass du dabei

nicht den geringsten Zweifel verspürst, dass sich das noch einmal großartig ändern wird. Du musst dich nicht einmal an deinen eigenen Erfahrungen orientieren. Du kannst dich auch an den Erfahrungen von anderen Menschen orientieren. Vielleicht kennst du jemanden, der es geschafft hat, sein Wunschgewicht zu erreichen?
Und jetzt, wo du weißt, dass du nicht genetisch dazu verdonnert bist, übergewichtig zu sein, und dass auch dein Stoffwechsel dir keinen Strich durch die Rechnung machen wird, kannst du die Erfahrung von dieser Person dahingehend interpretieren, dass du es auch schaffen kannst, wenn es der- oder diejenige geschafft hat. Denn genau so ist es! Es gibt keinen Grund auf der Welt, warum jemand anderes es kann und du nicht. Das Einzige, was dich davon abhalten kann abzunehmen, bist du selbst mit deinen Glaubenssätzen.
Damit das nicht passiert, wirst du in der nächsten Übung deine persönlichen sabotierenden Glaubenssätze erkunden und erfahren, welche Auswirkungen diese auf dein Leben und deine Zukunft haben, wenn du sie nicht änderst. Du wirst dir außerdem überlegen, was du stattdessen glauben müsstest, um deine Ziele zu erreichen, und welche Auswirkungen diese motivierenden Glaubenssätze auf dein Leben haben würden.

ÜBUNG

Sabotierende Glaubenssätze erkennen und verändern

Na, hast du dich beim Lesen der meistverbreiteten Irrtümer in dem ein oder anderen Punkt selbst ertappt? Das ist normal und kein Grund, sich zu schämen. Die Diätindustrie ist ein Milliardengeschäft, und es ist unglaublich, welche Märchen sie uns täglich erzählt. Natürlich glauben wir etwas irgendwann, wenn wir es jeden Tag hören. Vor allem, weil es toll wäre, wenn es ein Wundermittel gegen Übergewicht gäbe. Leider gibt es kein externes Mittel in Form einer Pille oder eines Shakes.
Die gute Nachricht ist jedoch, dass es ein internes Wundermittel gibt. Und das sind deine Gedanken. Ab dem Moment, ab dem du aufhörst zu glauben, dass du etwas von außen brauchst, um abzunehmen, oder dass es dir irgendwelche Faktoren wie der Stoffwechsel oder die Gene erschweren abzunehmen – genau ab diesem Zeitpunkt wirst du abnehmen. Deshalb beschäftigen wir uns nun mit deinen Glaubenssätzen.

Gehe nun in dich und denke darüber nach, welche Glaubenssätze dich bisher davon abgehalten haben abzunehmen. Schreibe alles auf, was dir dazu einfällt. Im ersten Schritt füllst du dafür nur die linke Spalte aus. Sobald du einen Glaubenssatz gefunden hast, ist es sehr wichtig, dass du diesen auch begründest und mit einem „weil" fortführst.
Fülle die Liste nach folgenden Beispielen aus: „Ich kann nicht abnehmen, weil mein Stoffwechsel kaputt ist." Oder: „Ich brauche Süßigkeiten, weil ich mich sonst nicht konzentrieren kann." Oder: „Ich schaffe es nicht, weil die Verführung zu groß ist." Oder: „Ich schaffe es nicht, weil ich auch sonst immer in alte Muster zurückfalle."
Notiere alle sabotierenden Glaubenssätze, bis dir keiner mehr einfällt. Auf geht's – viel Spaß!

Teil 1: Erkenne deine sabotierenden Glaubenssätze!

Meine sabotierenden Glaubenssätze	Meine motivierenden Glaubenssätze

Teil 2: Erlebe die Vergangenheit sowie die Gegenwart mit diesen Glaubenssätzen:
Lies dir nun deine Glaubenssätze noch einmal durch und spüre ihr Gewicht in deinem Körper. Während du dich voll mit diesen Glaubenssätzen identifizierst, beantworte folgende Fragen:

Wovon halten dich diese Glaubenssätze ab?

____

Inwiefern schränken sie dich ein?

____

Inwiefern behindern sie dich?

____

Was genau ist an diesen Glaubenssätzen lächerlich oder absurd?

____

Was hast du aufgrund dieser Glaubenssätze verloren?

____

Auf wie viele Arten hast du dich durch diese Glaubenssätze selbst betrogen?

____

In welcher Art und Weise haben diese Glaubenssätze deine Beziehungen beeinflusst?

____

Welche unangenehmen Emotionen erlebst du durch diese Glaubenssätze täglich?

Welchen emotionalen Preis musst du zahlen, wenn du an diesen Glaubenssätzen festhältst?

Wie viel Energie haben dich diese Glaubenssätze gekostet?

Wie viele Dinge hast du wegen dieser Glaubenssätze nicht begonnen?

Wie fühlst du dich damit?

Teil 3: Erlebe die Zukunft mit diesen Glaubenssätzen:

Denke nun daran, welche Auswirkungen diese Glaubenssätze auch auf deine Zukunft haben werden.

Mit welchen Folgen musst du rechnen, wenn du an diesen Einstellungen verbissen, beharrlich, unbeirrt, stur festhältst und so weitermachst wie bisher?

Was werden dich diese Glaubenssätze in Zukunft kosten?

... auf wirtschaftlichem Gebiet?

... in Beziehungen?

... hinsichtlich deiner Gesundheit?

... hinsichtlich deiner Persönlichkeitsentwicklung?

Wie viel und was wirst du durch diese Glaubenssätze in Zukunft nicht in Angriff nehmen?

Wie werden diese Glaubenssätze in Zukunft deine Lebensqualität vermindern und deinen Wert weniger und weniger werden lassen?

Inwiefern bist du Vorbild für deine Kinder? Welchen Schaden haben diese einschränkenden Glaubenssätze deinen Kindern zugefügt?

Wie sehr bedauerst du, dass du diese einschränkenden Glaubenssätze nicht geändert hast?

____

Teil 4: Entdecke motivierende Glaubenssätze!

Wirf jetzt deine sabotierenden Glaubenssätze über Bord und wandle sie in motivierende Glaubenssätze um. Du hast bereits erfahren, dass das, was du siehst, hörst und fühlst, nichts mit der Wahrheit zu tun hat. Es ist deine eigene Wirklichkeit. Du allein erschaffst dir diese Wirklichkeit. Wenn also die meisten unserer Probleme im Kopf entstehen und dementsprechend imaginär sind, brauchen wir auch imaginäre, im Kopf entstandene Lösungen.

Wenn deine bisherigen Glaubenssätze also nicht zu deinem Nutzen waren, verändere sie! JETZT!

Schaue nun die erste Tabelle (S. 66) noch mal an und wandle deine sabotierenden Glaubenssätze in motivierende Glaubenssätze um. Vergiss auch hier die Begründung (weil ...) nicht.

BEISPIEL

Ein Beispiel:

Meine sabotierenden Glaubenssätze	Meine motivierenden Glaubenssätze
Ich kann nicht abnehmen, weil mein Stoffwechsel kaputt ist.	Ich kann abnehmen wie jeder andere, weil mein Stoffwechsel einwandfrei funktioniert.
Ich kann nicht abnehmen, weil die Verführung zu groß ist.	Ich kann abnehmen, weil ich stark genug bin und mein Wunschgewicht mich mehr verführt als alles andere.

ÜBUNG

Neue Möglichkeiten für die Zukunft sehen

Versetze dich nun in einen „Als-ob-Zustand“. Gehe in die Zukunft und erlebe jetzt, wie sich deine Zukunft durch diese neuen Glaubenssätze verändert hat. Lasse dich auf diesen Gedanken voll ein. Erlebe das Vergnügen und die Freude, die du durch deine neue Art zu denken erleben darfst. Wenn du in der Zukunft bist und zurückschaust, beantworte folgende Fragen:

Wie gut fühlst du dich mit den neuen Glaubenssätzen?

____

____

Inwieweit haben sich durch diese neuen Glaubenssätze deine Beziehungen verbessert und sind freudiger, angenehmer geworden?

____

____

Schaue in den Spiegel und frage dich: „Wie kommt es, dass ich so gut aussehe?“

____

____

Wie viel und was konntest du aufgrund dieser neuen Glaubenssätze beginnen und beenden?

____

____

Was könntest du nun zu dir selbst sagen, was du dich vorher nicht getraut hättest?

___

___

Was kannst du nun sehen, hören und fühlen, was du vorher nicht konntest?

___

___

Was haben deine Kinder durch diese neuen Glaubenssätze gewonnen, und inwieweit bist du dadurch ein anderes Vorbild für sie?

___

___

Wie frei und mit wie viel Freude lebst du nun?

___

___

Sei dankbar, stolz und glücklich und freue dich darüber, dass du am (heutiges Datum) deine Glaubenssätze geändert hast!

Schritt 5: Entwickle deinen ersten Lifestyleplan!

> *„Es ist nicht genug zu wissen, man muss es auch anwenden. Es ist nicht genug zu wollen, man muss es auch tun."*
>
> JOHANN WOLFGANG VON GOETHE

Bisher hast du gelernt, Verantwortung zu übernehmen und den Tatsachen ins Auge zu schauen. Du hast eine Entscheidung gefällt und ein klares Ziel definiert. Du hast erkannt, warum du isst, und Alternativen erarbeitet. Außerdem hast du erfahren, welche Glaubenssätze dich bei deinen vorherigen Versuchen abzunehmen sabotiert haben. Auf mentaler Ebene bist du somit bereits bestens vorbereitet, um die ersten Veränderungen einzuleiten.
Was dir jetzt noch fehlt, ist ein konkreter Plan, den du ab heute in die Tat umsetzen kannst: dein ganz persönlicher Lifestyleplan.
Denn unabhängig davon, wie motiviert du bist – wenn du einen unwirksamen Plan verfolgst, wirst du nicht an deinem Ziel ankommen. Wenn du im Osten nach dem Sonnenuntergang suchst, wirst du ihn ja auch nicht finden. Ganz gleich, wie motiviert du bist und wie viele Strapazen du auf dich genommen hast, um nach Osten zu wandern. Ein effektiver Plan muss also her!

Dein individueller Kalorienbedarf

Da es sich bei diesem Buch jedoch nicht um einen Diätratgeber handelt, werde ich dir in diesem Kapitel auch nicht vorschreiben, was du tun oder lassen sollst. Denn es gibt unendlich viele Wege, die zu deinem Ziel führen. Jeder Mensch hat einen anderen Tagesablauf, andere Vorlieben, einen anderen Geschmack und andere Bedürfnisse. Deshalb ist es wichtig, dass du für dich den richtigen Weg findest.
Die einzige Regel, an die du dich halten solltest, egal, wie du deinen Lifestyleplan am Ende gestaltest, lautet:

Die Anzahl der Kalorien, die du zu dir nimmst, sollte unter deinem Gesamtumsatz liegen, zumindest so lange, wie du an Gewicht verlieren möchtest. Sobald du dein Gewicht halten möchtest, sollten die aufgenommenen Kalorien etwa deinem Gesamtumsatz entsprechen. Dies ist keine Regel, die ich mir ausgedacht habe oder die einen momentanen Trend widerspiegelt, sondern ein Naturgesetz. Dieses unterscheidet sich von anderen Gesetzen dadurch, dass es vom Menschen nicht beliebig in oder außer Kraft gesetzt werden kann. Das Tolle daran ist, dass man sich darauf verlassen kann und es dir einen Anhaltspunkt dafür vermittelt, was und wie viel du essen kannst, wenn du abnehmen möchtest.
Achtung: Das heißt nicht, dass ich dir empfehle Kalorien zu zählen. Mir ist es wichtig, dass jeder seine ganz eigene Methode findet. Die Errechnung des Kalorienbedarfs im folgenden Abschnitt dient lediglich dazu, einmal praktisch aufzuzeigen, wie Abnehmen mathematisch funktioniert. Das soll dir helfen bei der Gestaltung deines Lifestyleplans frei zu sein und nicht länger an irgendwelchen Konzepten festzuhalten, die für dich persönlich nicht funktionieren. Es gibt Menschen, die machen seit Jahren z.B. Low Carb oder Intervallfasten, obwohl diese Konzepte überhaupt nicht ihren Bedürfnissen entsprechen. Diese Menschen fühlen sich oft befreit, sobald sie das Kalorienkonzept begreifen und in Maßen plötzlich wieder Essen dürfen was und wann sie wollen. Auf der anderen Seite gibt es Menschen, die seit Jahren Kalorien zählen, obwohl sie die ständige Kontrolle sehr unter Druck setzt und sie damit das Gedankenkreisen um Essen verstärken. Für diese Menschen würde eine andere Art der Ernährung sehr wahrscheinlich besser funktionieren. Es ist wichtig zu verstehen, dass es nicht den einen richtigen Weg gibt, sondern nur richtig oder falsch für dich persönlich. Falls du zu den Menschen gehörst, die sich schon seit Jahren mit Kalorienzählen beschäftigen und spürst, dass dir das nicht gut tut, darfst du das Errechnen des Kalorienbedarfs auch gerne auslassen. Solltest du bisher jedoch noch nie oder schon lange nicht mehr deinen Kalorienbedarf errechnet haben, solltest du die folgende Formel nutzen, um deinen Bedarf zu errechnen.

Grundumsatz

Deinen Grundumsatz (in kcal) kannst du leicht anhand der Harris-Benedict-Formel errechnen.
Dafür gelten folgende zwei Formeln:

Für Frauen:
655 + 9,5 x [Gewicht in kg] + 1,9 x [Größe in cm] – 4,7 x [Alter in Jahren]

Für Männer:
66 + 13,8 x [Gewicht in kg] + 5 x [Größe in cm] – 6,8 x [Alter in Jahren]

BEISPIEL

Ein Beispiel:
Maria ist 33 Jahre alt, 169 cm groß und wiegt 56 kg.
Formel: 655 + 9,5 x 56 + 1,9 x 169 – 4,7 x 33 = 1353 kcal

Jetzt du!

Mein Grundumsatz:

Mit dieser Formel weißt du nun, was dein Körper ungefähr täglich im Ruhezustand an Kalorien verbraucht.

Gesamtumsatz

Um herauszufinden, wie viel du nicht nur im Ruhezustand, sondern inklusive all deiner körperlichen Aktivität verbrauchst, errechnen wir nun deinen Gesamtumsatz. Dafür gibt es speziell festgelegte Aktivitätsfaktoren. Diese werden mit der Stundenzahl, die diese Aktivität in Anspruch nimmt, multipliziert.
Am Schluss werden alle Werte addiert und durch 24 geteilt. So erhältst du deinen persönlichen Aktivitätsfaktor (PA). Deinen PA multiplizierst du schließlich mit dem bereits errechneten Grundumsatz.

Aktivitätsfaktor:	
Schlafen:	1,2
Kaum körperliche Aktivität z. B. IT-Spezialist:	1,5
Minimal körperliche Aktivität, z. B. Lehrer, Schüler:	1,7
Verstärkt stehen und gehen, z. B. Verkäufer, Kellner:	1,9

Körperlich anstrengende Arbeit, z. B. Bauarbeiter: 2,0

PA:

$$\frac{\text{(Aktivitätsfaktor x Stundenzahl) + (Aktivitätsfaktor x Stundenzahl) usw.}}{24}$$

Mein PA:

Gesamtumsatz:

PA x Grundumsatz

Mein Gesamtumsatz:

BEISPIEL

Ein Beispiel:

Maria ist Bürokauffrau und arbeitet täglich acht Stunden. Außerdem ist sie begeisterte Läuferin und trainiert täglich eine Stunde. Den Rest des Tages, sieben Stunden, verbringt sie damit, zur Arbeit zu fahren, einzukaufen und auf der Couch zu liegen, sowie mit anderen Freizeitaktivitäten.

Aktivitätsfaktoren x Stundenzahl:

	1,5 x 8	*Büroarbeit*
+	*2,0 x 1*	*Laufen*
+	*1,5 x 7*	*Restliche Aktivitäten*
+	*1,2 x 8*	*Schlafen*
=	*34,1*	

Persönlicher Aktivitätsfaktor (PA):

PA = 34,1 / 24 = 1,4

Gesamtumsatz:

1353 kcal x 1,4 = 1894 kcal

Marias täglicher Gesamtumsatz beträgt also etwa 1894 kcal (Grundumsatz x PA).

Beachte, dass es sich bei diesen Rechnungen lediglich um Näherungswerte handelt. Jeder Körper ist anders, und auf den täglichen Kalorienverbrauch haben viele Faktoren Einfluss, die eventuell nicht in der Formel berücksichtigt werden. Trotzdem erhältst du durch den errechneten Gesamtumsatz einen guten Wert zu deiner Orientierung.

Individueller Kalorienbedarf

Wenn du jetzt errechnen möchtest, wie viele Kalorien du täglich maximal zu dir nehmen solltest, wende folgende Formeln an:

Gesamtumsatz x 20 % = Kaloriendefizit
Gesamtumsatz – Kaloriendefizit = dein persönlicher Kalorienbedarf

Mein persönlicher Kalorienbedarf:

BEISPIEL

Beispiel Maria:
1894 x 20 % = 1894 x 0,20 = 379
1894 – 379 = 1515 kcal
Solange Maria an Körpergewicht verlieren möchte, sollte sie also nicht mehr als 1515 kcal pro Tag zu sich nehmen.

Brainstorming

Du weißt nun also, wie viele Kalorien du täglich zu dir nehmen kannst, solange du an Körpergewicht verlieren willst. Wie, wann oder über welche Lebensmittel du diese Kalorien zu dir nimmst, ist ganz allein dir überlassen. Ob Maria nun die 1271 kcal in Form von Gemüse, Fleisch, Brot, Süßigkeiten oder einer Kombination daraus zu sich nimmt, ist hinsichtlich ihres Vorhabens abzunehmen völlig egal. Natürlich gilt in Bezug auf die Gesundheit: je ausgeglichener die Ernährung, desto besser!
Weil du dich selbst am besten kennst, solltest du selbst kreativ werden und einen an deine Bedürfnisse und Lebensverhältnisse angepassten Lifestyleplan erstellen. Denn am Ende weißt nur du, was du brauchst, was

dir leicht- oder schwerfällt. Dem einen fällt es schwer, auf seine Schokolade zu verzichten, dem anderen auf Chips oder einen Nachschlag. Höre ganz tief in dich hinein und überlege dir, was du wirklich brauchst. Mache dich frei von Normen oder gesellschaftlichen Zwängen, und auch von allem, was du jemals über Ernährungsformen gehört hast. Es gibt nicht die EINE richtige Form. Höre auf dich und auf das, was du benötigst und auch realistischerweise leisten kannst.
Es ist wichtig, dass du dir deinen neuen Lifestyleplan so einfach wie möglich gestaltest. Natürlich solltest du etwas ändern, sonst würdest du ja nicht dieses Buch lesen. Aber das, was du änderst, sollte das kleinste Übel für dich sein. Denn nur so stellst du sicher, dass du deinen Plan auf Dauer auch durchhalten wirst.

BEISPIEL

Ich mache mal ein Beispiel: Bei der Analyse des Ernährungstagebuchs einer Klientin entdeckte ich, dass diese jeden Tag ein Müsli mit Nüssen, Obst und Haferflocken frühstückte. Während ich das las, fiel mir ein, dass sie mir in einem anderen Gespräch erzählt hatte, dass sie gar nicht gern süß aß. Also fragte ich sie, warum sie denn zum Frühstück etwas derart Süßes aß. Sie antworte: „Weil man so etwas halt zum Frühstück isst." Daraufhin fragte ich sie: „Wer ist denn ‚man'?" Sie sagte: „Weiß ich auch nicht", und lachte. Dann fragte ich sie, ob sie lieber eine Mahlzeit, die man eigentlich mittags ist, zum Frühstück essen würde. Sie schaute mich mit großen Augen an und sagte: „Ja!" Wir einigten uns darauf, dass sie das eine Weile ausprobierte. Bei unserem nächsten Termin erzählte sie mir, wie toll das geklappt hatte. Sie kochte sich jetzt zu Mittag einfach etwas mehr und aß dieses Gericht zweimal am Tag. Sie berichtete, dass sie seither zum einen viel befriedigter und länger satt sei, zum anderen aber auch viel weniger Gelüste zwischendrin verspürte.

Dass sie weniger Gelüste verspüren würde, war mir klar, denn wenn man etwas isst, das man gar nicht essen möchte, sind Gelüste einfach eine logische Konsequenz. Mache dir Gedanken darüber, welche Mahlzeit wirklich wichtig für dich ist. Vielleicht brauchst du beispielsweise auch gar kein Frühstück oder gar kein Mittagessen, aber dafür eine große Portion zum Abendessen. Dann lass eine Mahlzeit einfach aus. Wichtig ist auch, dass du dir nichts, auf das du oft Gelüste verspürst, verbietest. Wenn du gern Schokolade isst, gönne dir ein Stück davon am Tag. Genieße es bewusst und belasse es aber dann auch dabei.

Sobald du dir etwas verbietest, richtest du deinen Fokus darauf. Erinnerst du dich daran, wie ich dir in Schritt 2 erklärt habe, dass dein Unterbewusstsein keine Verneinung versteht? Genau aus dem Grund ist alles, woran du denkst, wenn du dir Schokolade verbietest, SCHOKOLADE. Und all deine Energie und Gedanken kreisen darum. Deswegen erlaube dir lieber Schokolade in Maßen und in Momenten, in denen du diese auch bewusst genießen kannst. Alles, was sich innerhalb deines errechneten Kalorienbedarfs befindet, ist erlaubt. Egal, was es ist!

Meine Klienten haben die unterschiedlichsten Methoden entworfen, die ich dir in den folgenden Abschnitten vorstelle. Die Beispiele dienen dazu, dich zu inspirieren und deine Kreativität zu wecken. Wenn dir eine Methode zusagt, kannst du sie gern ausprobieren. Du kannst aber auch verschiedene Methoden kombinieren, alle Methoden für einen gewissen Zeitraum probieren oder auch deine ganz eigene Methode entwickeln.

Ernährungstagebuch zur Orientierung

BEISPIEL

Sabrina war 37 Jahre alt, wog zu Beginn 105 kg bei einer Größe von 1,70 m. Ihr Kalorienbedarf lag bei etwa 1800 kcal pro Tag. Sie entschied sich dazu, mit ihrem zuvor ausgefüllten Ernährungstagebuch zu arbeiten. Sie nahm das Tagebuch zur Hand und strich all die Dinge heraus, auf die sie am einfachsten verzichten konnte, bis sie bei 1800 kcal pro Tag angekommen war. Übrig blieben nur noch die Nahrungsmittel, auf die sie auf keinen Fall verzichten konnte. Solange sie nicht auf ihre Lieblingsspeisen verzichten musste, fiel ihr das Abnehmen gar nicht schwer.

Wiederkehrende Speisen oder Getränke

BEISPIEL

Meiner Workshop-Teilnehmerin Lea fiel anhand ihres Ernährungstagebuchs auf, dass sie jeden Tag etwa zwei Liter zuckerhaltige Getränke zu sich nahm. Der Verzicht auf diese Getränke sparte ihr am Tag bereits etwa 800 kcal und reichte schon aus,

damit sie auf ihren optimalen Kalorienbedarf kam. Allerdings fiel es Lea nicht leicht, ihre geliebten Getränke aufzugeben. Anstatt komplett zu verzichten, überlegte sie sich Alternativen. Zu Hause oder in der Arbeit machte sie sich von nun an ihren Eistee selbst und süßte ihn mit kalorienfreien Zuckerersatzstoffen wie Stevia oder Erythrit. Unterwegs in Restaurants oder Bars erlaubte sie sich dann ab und zu herkömmliche Light-Getränke. Anfangs fiel ihr der Umstieg auf kalorienarme Getränke schwer, weil sie diese für so furchtbar ungesund hielt. Daraufhin fragte ich sie, ob ihr bewusst sei, dass sie durch die Wahl ihrer bisherigen Getränke knapp 70 Würfel Haushaltszucker täglich zu sich nahm, und welche Konsequenzen dies in Bezug auf ihre Gesundheit hätte? Denn Haushaltszucker in großen Mengen ist natürlich auch überhaupt nicht gesund und führt dazu noch zu Übergewicht. Übergewicht wiederum kann zu zahlreichen Krankheiten wie Diabetes, Bluthochdruck, Fettstoffwechselstörung, Arthrose, Herzerkrankungen und Gicht führen. Diese Fakten relativierten die Gesundheitsschädigung, die durch Light-Getränke verursacht werden würden. Natürlich wäre es besser gewesen, Lea wäre direkt auf Wasser umgestiegen. Jedoch war der komplette Verzicht für sie zu diesem Zeitpunkt noch nicht vorstellbar. Und bevor sie weiterhin Unmengen an Haushaltszucker zu sich nahm, war ein Umstieg auf Light-Getränke das kleinere Übel. Zum Glück schmeckten die süßstoffhaltigen Getränke Lea sowieso nicht so gut, sodass sie auch diesen Konsum mit der Zeit immer weiter einschränken konnte.
Maria, meine Klientin aus Schritt 3, trank am Tag etwa sechs Latte macchiato mit Zucker und Vanillesirup. Durch das Umsteigen auf schwarzen Kaffee sparte sie ungefähr 1400 kcal am Tag.

Friss die Hälfte

BEISPIEL

Meiner Workshop-Teilnehmerin Nina fiel bei ihrem Ernährungstagebuch auf, dass sie täglich etwa das Doppelte an Kalorien zu sich nahm, als sie eigentlich sollte, wenn sie abnehmen wollte. So beschloss sie ganz einfach von allem, was sie bisher aß, nur noch die Hälfte zu essen. So konnte sie noch alles essen, was ihr schmeckte, aber dafür einfach weniger.

Drei Mahlzeiten am Tag

BEISPIEL

Meine Klientin Kirsten entdeckte anhand ihres Ernährungstagebuchs, dass sie unwahrscheinlich viel zwischendurch naschte. Bevor sie jeden Bissen in ihrem Tagebuch dokumentiert hatte, war ihr das gar nicht aufgefallen. Besonders in Stresssituationen griff sie geistig abwesend oft zu Süßigkeiten in ihrer Schreibtischschublade. Sie errechnete, dass die sonstigen Mahlzeiten, die sie zu sich nahm, im Rahmen ihres Kalorienbedarfs lagen. So beschloss sie, die Süßigkeiten aus ihrer Schreibtischschublade zu entfernen und auch sonst nichts mehr zwischen den Mahlzeiten zu sich zu nehmen.

Keine Kohlenhydrate am Abend

BEISPIEL

Bei einem meiner Workshops einigten sich alle Teilnehmer darauf, am Abend auf Kohlenhydrate zu verzichten. Sie alle hatten in der Vergangenheit bereits gute Erfahrungen mit dieser Ernährungsweise gemacht. Eines ihrer Argumente für weniger Kohlenhydrate am Abend war, dass dadurch ein geringeres Risiko für Heißhungerattacken bestand. Kohlenhydrate erhöhen kurzfristig den Blutzuckerspiegel. Daraufhin schüttet der Körper Insulin aus, um den Blutzuckerspiegel wieder zu senken. Ein plötzlicher Anstieg und darauf folgender Abfall des Blutzuckerspiegels kann dann zu Heißhunger führen. Als zweites Argument nannten sie, dass der Körper in der Zeit, in der er mit dem Abbau von Kohlenhydraten beschäftigt ist, kein Fett abbaut. Deshalb setzte die Gruppe darauf, dass der Körper seine Fettreserven schneller abbaute, wenn sie ihm weniger Kohlenhydrate zufügten.
Die Argumente der Gruppe waren allesamt richtig. Das bedeutet

jedoch nicht, dass mit dieser Ernährungsweise das zuvor erklärte Naturgesetz außer Kraft gesetzt wird. Auch wenn man sich kohlenhydratarm ernährt, gilt es, seinen individuellen Kalorienbedarf nicht zu überschreiten. Ich hatte schon Kunden, die mir erzählten, dass sie trotz einer „Low-Carb-Diät" zunahmen. Bei der Analyse ihrer Ernährungstagebücher kam dann meist einer der zwei fatalen Denkfehler zum Vorschein. Der erste Denkfehler: Einige meiner Kunden, die sich dazu entschlossen hatten, am Abend auf Kohlenhydrate zu verzichten, aßen einfach tagsüber doppelt so viel wie sonst. Entweder dachten sie, das wäre in Ordnung – weil sie ja abends keine Kohlenhydrate aßen –, oder sie hatten Angst, am Abend Hunger zu leiden. Der zweite Denkfehler: Wieder andere aßen tagsüber normal, dafür abends umso mehr. Sie aßen zwar kohlenhydratarm, kannten aber dafür keine Grenzen mehr bei fettreichen Speisen. So aßen sie Unmengen an Eiern, Käse oder Fleisch. Solltest du also diese Ernährungsweise in Betracht ziehen, behalte trotzdem deinen individuellen errechneten Kalorienbedarf im Auge!

Diät und Plan für danach

BEISPIEL

Ich weise immer darauf hin, dass Veränderung Zeit braucht und dass Diäten keine dauerhafte Lösung darstellen. Manche meiner Klienten sind jedoch anfangs so motiviert und haben ihr Übergewicht so satt, dass sie erst mal radikal abnehmen wollen. Das ist in Ordnung, solange sie für die Zeit danach bereits jetzt einen Lifestyleplan entwerfen. Ihnen muss von vornherein klar sein, was sie nach der Diät tun werden. Denn die Option, wieder so zu essen wie vor der Diät, gibt es nicht mehr. Dieses Essverhalten hat ja schließlich zu ihrem Übergewicht geführt und würde sie auch in Zukunft immer wieder dorthin führen.

Also entwickelten diese Klienten zwei Pläne: einen kurzfristigen Diätplan und einen Lifestyleplan für danach. Die Diäten, die sie anwenden, reichen von der Dukan-, Paleo-, Kohlsuppen- oder Schlank-im-Schlaf-Diät über traditionelles Fasten bis hin zu Intervallfasten. Falls du dich auch für eine Diät entscheiden solltest, ist

es ganz wichtig, dass du dich richtig informierst und du diese auch genauso durchführst, wie sie vorgesehen ist. Egal, welche Diät du anwendest, dein täglicher Kalorienbedarf darf nicht überschritten werden.
Meine Klientin Anna entschied sich, eine Wochen lang eine Kohlsuppen-Diät durchzuführen. Ich bat sie, sich über diese Diät gut zu informieren und einen Plan für die Zeit danach zu entwerfen. Anna kaufte sich ein Buch über diese Diät und hielt sich strikt an die Anweisungen. Sie verlor innerhalb von einer Woche 5 kg. Aber Vorsicht! Eine solch radikale Diät führt dazu, dass der Körper am Anfang viel Wasser verliert. Bedingt durch die eingeschränkte Zufuhr von Eiweiß baut der Körper zudem noch Muskelmasse ab. Die 5 kg sind also keine reine Fettmasse. Für Anna waren diese 5 kg jedoch auf psychischer Ebene wichtig. Dieser Kickstart motivierte sie ungemein. Nach der Woche Diät beschloss sie, nur noch drei Mahlzeiten am Tag zu essen und ihren Kalorienbedarf nicht zu überschreiten. Mit dieser Methode verlor sie in den nächsten drei Monaten 15 kg. Damit hatte sie ihr Zielgewicht erreicht. Dann stellte sie ihre Ernährung so um, dass sie immer ungefähr so viel aß, wie sie verbrauchte. Sie hält ihr Gewicht seitdem.

Sport und Bewegung

BEISPIEL

Um den Prozess des Abnehmens etwas zu beschleunigen und vor allem um aktiver zu werden, beschloss mein Klient Bernd, viermal wöchentlich Sport zu treiben. Durch die erhöhte körperliche Aktivität erhöhte sich auch sein errechneter Kalorienbedarf. Trotzdem wollte sich Bernd an seinen vorherigen Kalorienbedarf (ohne Sport) halten und den Sport als zusätzliche Beschleunigung des Prozesses nutzen.
Meine Klientin Lori verfolgte die Variante, keine Kohlenhydrate am Abend zu sich zu nehmen. Zusätzlich wollte sie sich jedoch wieder mehr bewegen. Sie wünschte sich eine Sportart, die ihr Spaß machen würde, wusste aber einfach nicht, welcher Sport das sein könnte. In einem gemeinsamen Brainstorming beschloss sie, einen Monat lang jede Woche mindestens zwei Sportarten auszuprobieren. Entweder nutzte sie die Chance auf ein Probe-

training von Kurs- oder Fitnessanbietern oder testete Sportarten, bei denen es keiner Kursanmeldung bedurfte. In besagtem Monat probierte sie Zumba, CrossFit, Yoga, Tanzen, Schwimmen, Joggen, Tennis, Basketball, Inlineskating, Karate, Volleyball und Rudern aus. Am Ende entschied sie, dass ihr Tanzen am meisten Spaß machte. Da der Kurs jedoch nur einmal wöchentlich angeboten wurde, entschloss sie sich, zusätzlich noch einmal die Woche zum Schwimmen zu gehen.

Kalorienzähler-Apps

BEISPIEL

Viele meiner Klienten verstehen das Konzept des individuellen Kalorienbedarfs. Sie tun sich jedoch schwer, die Menge an Kalorien, die sie täglich zu sich nehmen, exakt einzuschätzen. Besonders die jüngere Generation meiner Klienten setzt sich dann oft mit sogenannten Kalorienzähler-Apps auseinander. Meistens sind sie auf die Hilfe der Apps aber nur in den ersten Wochen angewiesen. Mit der Zeit entwickeln sie immer mehr ein Gefühl für die verschiedenen Zutaten und Mahlzeiten, sodass die App irgendwann überflüssig wird.

Vielleicht konnten dich diese Beispiele inspirieren. Jetzt gilt es, deine ganz persönliche Methode zu finden. Es gibt Hunderte Wege, die dich zum Ziel führen. Wichtig ist, dass du einen Weg findest, der dir leicht erscheint. Wie so oft im Leben gilt auch hier: Probieren geht über Studieren. Teste einfach mehrere Methoden eine Weile aus und entscheide dann, ob sie zu dir passt oder nicht. Ein psychologisches Gesetz besagt jedoch, dass es mindestens drei Wochen dauert, um neue Gewohnheiten in deinem Gehirn zu „installieren". Also egal, wie du deinen Lifestyleplan gestaltest, wird es dir am Anfang schwerer fallen, ihn zu befolgen, als nach mehreren Wochen.

Am Anfang dieses Buchs habe ich kurz erklärt, wie Gewohnheiten entstehen. Vielleicht erinnerst du dich an die Metapher mit dem Fluss, der sich seinen Weg durch Sandstein bahnt. Je öfter das Wasser an einer bestimmten Stelle fließt, desto tiefer wird die Prägung. Genau das ist auch dein Ziel. Du möchtest in deinem Gehirn eine Bahn für deinen neuen Lifestyle prägen. Deshalb designst du nun deinen ersten Lifestyleplan für die kommenden drei Wochen. Nach diesen drei Wochen überarbeiten wir gemeinsam noch mal diesen Plan und analysieren, was gut gelaufen ist, was dir schwergefallen ist und was du anders machen könntest.

ÜBUNG

Lifestyleplan

Gab es bei den vorgestellten Beispielen eine Methode, bei der du auf Anhieb ein gutes Gefühl hattest? Oder bist du beim Lesen der Beispiele vielleicht selbst auf eine Idee gekommen, die du nun unbedingt ausprobieren möchtest?
Achte auf dein Bauchgefühl und entscheide dich in deinem ersten Lifestyleplan für die Methode(n), die dir spontan das beste Gefühl vermittelt hat bzw. haben.
Trage diese dann wie im folgenden Beispiel in die Tabelle „Mein erster Lifestyleplan“ ein.

BEISPIEL

Kirsten hatte sich entschieden, zwischen den Mahlzeiten nichts mehr zu essen. Diese Mahlzeiten sollten auch ihren aktuellen Kalorienbedarf nicht übersteigen. Außerdem wollte sie wieder fitter und beweglicher werden und entschloss sich deshalb, Yoga zu machen und zweimal die Woche spazieren zu gehen. Sie erkannte, dass die Zwischenmahlzeiten ihr großes Laster waren. Deshalb war sie fest entschlossen, auch nachdem sie ihr Zielgewicht erreicht hatte, keine Snacks zu sich zu nehmen. „Schließlich habe ich mir zu diesem Zeitpunkt dieses Verhaltensmuster schon lange abgewöhnt“, erklärte sie mir. Nachdem sie ihr Ziel erreicht hatte, wollte sie nicht weiter abnehmen, deshalb erhöhte sie die Kalorienzahl von ihrem vorherigen Kalorienbedarf (Gesamtumsatz – Kaloriendefizit) auf ihren Gesamtumsatz.

Handlung	Ab wann?	Bis wann?	Warum?	Ziel erreicht?
drei Mahlzeiten am Tag innerhalb meines errechneten Kalorienbedarfs	*heute*	*bis ich X kg wiege*	*Ich möchte gesünder und attraktiver sein, mich wohlfühlen und selbstbewusst sein.*	
einmal die Woche Yoga	*nächste Woche Dienstag*	*bis ich mich für eine andere Sportart entscheide, die ich mindestens einmal wöchentlich ausübe*	*Ich möchte aktiver und beweglicher werden und meinem Körper die Bewegung schenken, die er benötigt.*	
drei Mahlzeiten am Tag innerhalb meines errechneten Gesamtumsatzes	*ab dem Zeitpunkt, an dem ich mein Ziel erreicht habe*	*für immer*	*Ich möchte mein Gewicht halten und einen gesunden sowie schlanken Lifestyle leben.*	
zweimal die Woche mindestens 30 Minuten spazieren gehen	*heute*	*für immer*	*Ich möchte Zeit für mich haben, Gedanken sortieren und Routinen entwickeln.*	
zweimal die Woche die Audiotrance „Zielvorstellung entwickeln“ vor dem Einschlafen anhören	*heute*	*bis ich mein Ziel erreicht habe*	*Ich möchte mein Ziel fest in meinem Unterbewusstsein verankern.*	

ÜBUNG

Mein erster Lifestyleplan

Fülle nun deinen eigenen Lifestyleplan aus:

Handlung	Ab wann?	Bis wann?	Warum?	Ziel erreicht?

Denke daran: Je länger und öfter du ein neues Verhalten wiederholst, desto stärker wird die neuronale Verknüpfung und desto einfacher wird dir dieses Verhalten fallen.
Achtung: Wenn du nach der Fertigstellung deines Lifestyleplans denken solltest: „Aber ich wollte doch gar keine Diät machen!", bitte ich dich aktiv, an deiner Einstellung zu arbeiten. Solange du denkst, dass du eine Diät machst, machst du auch eine Diät. Solange du den Plan, den du gerade erstellt hast, als Kampf, Verzicht oder Leidensweg siehst, wird er am Ende genau das für dich sein.
Ziel dieses Buchs ist jedoch, dass sich ein Schalter bei dir umlegt und du dein neues Verhalten als deinen neuen natürlichen Lifestyle betrachtest. Anstatt es als Diät, Kampf, Zwang, Verzicht oder Leidensweg zu sehen, könntest du es genauso gut als eine Chance betrachten, selbstbewusster, freier und glücklicher zu werden. Oder du siehst dein Verhalten als den Weg, der dich zu dem Körper führt, mit dem du dich wohl, fit und gesund fühlen darfst; als eine Chance, nie wieder ein schlechtes Gewissen zu haben, oder als eine wunderbare Reise, die dich zu dem Körper führen wird, der einfach so viel besser zu dir und deiner Persönlichkeit passt.

Verändere deine Perspektive, und du veränderst dein Leben.

Natürlich geht das nicht von heute auf morgen, aber dieses Buch wird dich Schritt für Schritt zu diesem Ziel führen.

Schritt 6: Lerne die motivierenden Kräfte von Schmerz und Freude zu kontrollieren!

> *„Um das zu bekommen, was du im Leben willst, musst du herausfinden, was dich davon abhält, es zu bekommen."*
>
> ANTHONY ROBBINS

Es gibt genau zwei Emotionen, die Menschen antreiben, etwas zu tun oder zu lassen: **Menschen wollen entweder Freude empfinden oder Schmerz vermeiden.**

Das Bedürfnis, Freude zu empfinden oder negative Erfahrungen zu vermeiden, steuert jeden Bereich unseres Lebens. Entscheidungen werden auf dieser Grundlage getroffen, auch wenn wir uns dessen nicht immer bewusst sind. Diese Entscheidungen haben Auswirkungen auf unsere zwischenmenschlichen Beziehungen, unsere Finanzlage, unsere Figur und unsere psychische und physische Gesundheit. Wobei wir Freude empfinden und welches Verhalten uns schmerzt, ist von Mensch zu Mensch unterschiedlich und kommt auf die Erfahrungen an, die wir im Laufe unseres Lebens gemacht haben.

Bewusst wissen wir oft gar nicht, wann diese Konditionierungen stattgefunden haben. Die Bemerkung eines Lehrers, ein peinlicher Augenblick in der Schule, eine gute Note, der Spruch eines Freundes, ein gewonnenes Match oder ein tröstendes Eis am Stiel können der Auslöser dafür sein, dass wir künftige Erlebnisse mit Schmerz oder Freude assoziieren. Es ist erstaunlich, dass diese in unserem Nervensystem verankerten Assoziationen am Ende unser Leben mehr beeinflussen als unser Verstand. Unser Verhalten wird also meistens gar nicht von rationalen Entscheidungen gesteuert, sondern vielmehr von instinktiven Reaktionen auf Schmerz oder Freude.

Was hält uns davon ab, unsere Steuererklärung zu machen, mit dem Trinken aufzuhören, unsere Traumfigur zu erreichen, unsere Bachelorarbeit fertigzustellen, den Frühjahrsputz zu machen oder mit dem Rauchen aufzuhören? Die Antwort lautet: Obwohl wir wissen, dass es langfristig gut für uns wäre, diese Dinge zu tun, assoziieren wir sie in dem Augenblick, in dem wir handeln sollten, mehr mit Nachteilen als mit Vorteilen. Schließlich

könnte man ja während des Schreibens der Bachelorarbeit eine wichtige Party verpassen oder seine Probleme in Zukunft nüchtern ertragen müssen oder auf dem Weg zur Traumfigur an „Lebensqualität“ verlieren. Also warum sich überhaupt auf den Versuch einlassen?
Kannst du dir nun vorstellen, warum so viele Menschen unzufrieden mit ihrem Leben sind und dennoch nichts unternehmen, um es zu ändern? Gerade in meinem Beruf höre ich immer wieder Menschen davon reden, dass sie dieses oder jenes Verhalten unbedingt ändern wollen. Obwohl sie frustriert und wütend sind, weil sie genau wissen, was sie tun sollten, schaffen sie es trotzdem nicht, ihren Vorsatz umzusetzen. Menschen kommen bei vielen Dingen aus dem Grund nicht ins Handeln, da sie denken, dass aktiv werden schmerzhafter sein wird, als nichts zu tun.

Eine Strategie, die glücklich macht

Gerade weil wir alle instinktiv und unbewusst versuchen, Schmerzen zu vermeiden und auf der anderen Seite Freude zu erleben, sind wir anfällig für Dinge, die uns lediglich kurzfristig ein gutes Gefühl verschaffen. Die langfristige Perspektive lassen wir in vielen Fällen gern außer Acht. Das ist der Grund, weshalb Menschen rauchen, übermäßig essen, trinken oder Drogen nehmen. Rational wissen sie, dass diese Dinge nicht gut für sie sind, aber sie können trotzdem nicht davon lassen, weil sie dadurch kurzfristig Freude erleben oder ihren Schmerz lindern können.
Schon früh in unserem Leben entwickeln wir Strategien, die uns helfen, von einem schmerzhaften in einen angenehmen Zustand zu wechseln. Diese Neuroassoziationen verankern sich dann in unserem Nervensystem und bestimmen unser künftiges Verhalten. Eine dieser Strategien, um dich kurzfristig besser zu fühlen, war in deinem bisherigen Leben das Essen.
Essen ist eine fantastische Möglichkeit, unverzüglich deinen Gefühlszustand zu verbessern. Allein der Prozess des Essens verändert deine gesamte Physiologie. Er verändert deine Durchblutung, deine Atmung und deinen Blutzuckerspiegel. Zusätzlich führt süßes und fettiges Essen zur Ausschüttung von Dopamin. Durch dieses Hormon fühlen wir uns motiviert, glücklich und zufrieden. Aus diesem Grund ist es auch als Glückshormon bekannt. Dopamin senkt außerdem den Cortisolspiegel. Cortisol ist ein sogenanntes Stresshormon, und eine Senkung bewirkt, dass wir uns unbeschwert fühlen.

Unser Kopf sagt uns, dass Schokolade nicht gut für uns ist. Trotzdem verspüren wir große Gelüste danach. Warum? Weil wir Schokolade eben in unserem Gehirn mit positiven Emotionen verknüpft haben. Diese Neuroassoziationen machen es uns auch so schwer, durch reine Willenskraft unser Verhalten zu verändern. Es funktioniert nicht, einfach zu sagen: „Ich ernähre mich jetzt nach der nächsten angesagten Diät und verändere damit langfristig mein Leben."

Übernimm das Steuer!

Um dein Leben dauerhaft zu verändern, musst du um einiges schlauer vorgehen. Du musst die motivierenden Kräfte von Schmerz und Freude erkennen und zu deinen Gunsten nutzen. Menschen, die sich dieser Kräfte nicht bewusst werden, lassen sich ähnlich wie Tiere blind durch ihre Instinkte leiten. Dadurch lassen sie zu, dass die Geschehnisse in ihrer Umwelt die Qualität ihres Lebens bestimmen, anstatt die Dinge selbst in die Hand zu nehmen.

Solange wir uns dieser Kräfte nicht bewusst sind, können wir leicht manipuliert werden. Ein perfektes Beispiel dafür bietet die Werbung. Denn auch die Werbeindustrie hat sich unser Bestreben, Freude zu empfinden und Schmerz zu vermeiden, zunutze gemacht. Sie hat erkannt, dass wir uns mehr von unseren Gefühlen leiten lassen als von unserem Verstand. Aus diesem Grund besteht Werbung meistens nicht aus Zahlen, Daten oder Fakten, sondern aus Musik, tollen Farben und Bildern. Das Ziel der meisten Werbespots ist nicht, dir die rationalen Vorteile des Produkts näherzubringen, sondern dir ein Gefühl zu verkaufen. Sie versucht, deine Emotionen zu beeinflussen, die du mit der Nutzung ihres Produkts verbindest. So hat uns Werbung beigebracht: Wer Marlboro raucht, ist ein cooler „Cowboy". BMW-Fahrer sind sportliche und dynamische Erfolgstypen. Beim Volvo-Fahrer hat die Sicherheit der Familie oberste Priorität und wer Apple-Produkte nutzt, ist definitiv hip und kreativ.

Wenn Marketingabteilungen es schaffen können, dass du ein bestimmtes Gefühl mit einem bestimmten Produkt verbindest, denkst du dann nicht auch, dass du selbst in der Lage sein wirst, bestimmte Verhaltensweisen mit positiven oder negativen Gefühlen zu verknüpfen? Wenn du diese Frage mit einem Nein beantwortest, liegst du zum Glück falsch. Die richtige Antwort lautet: „Ja, du kannst!" Du kannst nicht nur, sondern du

solltest unbedingt! Du kannst dich selbst darauf konditionieren, Freude und Schmerz mit x-beliebigen Dingen oder Ereignissen zu verknüpfen. Wenn du Verantwortung für dein Leben übernehmen willst, solltest du selbst eine eigene Werbekampagne starten, die wunderbare Emotionen mit deinem neuen Lifestyle verknüpft und schreckliche Gefühle mit deinen bisherigen Essgewohnheiten assoziiert.
Was könnte der Grund dafür gewesen sein, dass deine bisherigen Diätversuche immer wieder gescheitert sind? Die Antwort lautet: Weil du immer noch zu viel Schmerz damit verbindest, auf die Dickmacher in deinem Leben zu verzichten. Noch mal: Um unbeschwert einen schlanken Lifestyle leben zu können, musst du lernen, starke Nachteile mit deinem bisherigen Essverhalten zu verbinden. Diese Nachteile müssen so schwer wiegen, dass dein Appetit auf die falschen Dinge von selbst vergeht. Auf der anderen Seite musst du große Vorteile mit deinem neuen schlanken Lifestyle verknüpfen. Schlanken Menschen schmeckt meist nichts so gut wie das Gefühl, vital, fit und schön zu sein.
Wenn du lernst, wie du deine Gedanken selbstständig steuern kannst, wirst du nie wieder zum Opfer derer, die dich zu ihrem Vorteil konditionieren wollen.

Kurzfristige Nachteile versus langfristige Vorteile

Weißt du, was erfolgreiche Menschen von anderen Menschen unterscheidet? Sie konzentrieren sich darauf, was sie fühlen werden, wenn sie ihr Ziel erreicht haben. Menschen, die niemals auch nur den ersten Schritt in Richtung Erfolg gehen, konzentrieren sich ausschließlich auf den Prozess, den sie durchlaufen müssen, um an ihr Ziel zu gelangen.
Du solltest dir vor Augen führen, dass die meisten Dinge, die uns wirklich langfristig glücklich machen, immer etwas Schmerz als Vorleistung erfordern. Wenn du dich nur darauf konzentrierst, kurzfristige Nachteile zu vermeiden, wirst du niemals wirklich glücklich und zufrieden werden. Damit du dir diesen Gedankengang besser vorstellen kannst, hier ein paar Beispiele: Wenn du langfristig die Vorteile des Selbstständigseins genießen möchtest, musst du kurzfristig mit viel Arbeit und wenig Einkommen rechnen. Wenn du weiblich bist und dir ein Kind wünschst, musst du kurzfristig die Strapazen einer Schwangerschaft und der Geburt auf dich nehmen. Wenn du ein neues Auto haben möchtest und

nicht unendlich viel Geld zur Verfügung hast, musst du vermutlich erst einmal sparen und auf ein paar andere materielle Dinge verzichten.
Wenn du also eine schlanke Figur haben möchtest, musst du dich auch in diesem Bereich der kurzfristigen Herausforderung stellen. Die Aussicht, langfristig gesund, vital, frei und glücklich zu sein, sollte die kurzfristige Anstrengung, sich auf einen neuen schlanken Lifestyle zu konditionieren, in den Schatten stellen. Das Schöne ist, dass sich all diese Bemühungen und Schmerzen am Ende auszahlen.
Im Folgenden stelle ich dir eine Übung vor, die ich in etwas veränderter Form aus dem Buch „Das Robbins Power Prinzip" von Anthony Robbins übernommen habe und auch oft in meinen Coachings anwende. Sie soll dir helfen, großen Schmerz mit deinem bisherigen Verhalten zu verknüpfen und deinen neuen Lifestyle mit Freude in Verbindung zu bringen.

BEISPIEL

Eine meiner Klientinnen sagte nach dieser Übung einmal zu mir: „Ich kann nicht glauben, dass ich ernsthaft einmal dachte, dass ein paar Sekunden Schokolade auf der Zunge es wert sind, meine Gesundheit und mein emotionales Wohlbefinden zu ruinieren."

ÜBUNG

Schmerz und Freude

Beantworte folgende Fragen:

Teil 1: Welche fünf Maßnahmen in Bezug auf dein Gewicht wolltest du schon seit Langem umsetzen?

1. ______________________________

2. ______________________________

3. ______________________________

4. ______________________________

5. ______________________________

Teil 2: Welchen Schmerz hast du in der Vergangenheit mit diesen Maßnahmen verbunden?

1. ______________________________

2. ______________________________

3. ______________________________

4. ______________________________

5. ______________________________

Teil 3: Welche Vorteile hattest du bisher, weil du diese Maßnahmen nicht umgesetzt hast?

1. ______________________________

2. ______________________________

3. ______________________________

4. ______________________________

5. ______________________________

Teil 4: Welche negativen Auswirkungen wird es auf dein Leben haben, wenn du diese Maßnahmen nicht sofort umsetzen wirst? Mit welchen emotionalen Belastungen musst du rechnen? Welche gesundheitlichen Folgen kann es haben? Welchen Einfluss wird es auf dein Selbstbild, auf deine zwischenmenschlichen Beziehungen und auf deinen Beruf haben?

1. ______________________________

2. ______________________________

3. ____

4. ____

5. ____

Teil 5: Welche positiven Auswirkungen wird es auf dein Leben haben, wenn du jetzt sofort mit allen fünf Maßnahmen aktiv wirst? Wie wird es dir mehr Freiheit, Erfolg, Glück, Freude und Stolz verschaffen?

1. ____

2. ____

3. ____

4. ____

5. ____

Damit du diese Übung so effektiv wie möglich nutzen kannst, lies dir deine Antworten immer mal wieder durch. Wenn du deine Gefühle dabei intensiv erlebst, kannst du diese fest in deinem Nervensystem verankern. Wiederholung und die damit verbundene Konditionierung ist auch hier der Schlüssel zum Erfolg. Denke daran, dass dein Problem schließlich auch durch Wiederholung und Konditionierung entstanden ist und deshalb durch denselben Prozess aufgelöst werden kann.

Schritt 7: Verändere deine Werte!

„Wer seine wahren Werte nicht kennt, nimmt das Wichtige für unwichtig und das Unwichtige für wichtig.“ Lü Bu We

Hinter jedem menschlichen Verhalten stehen Werte. Werte wie beispielsweise Liebe, Sicherheit, Ehrlichkeit, Loyalität, Respekt, Treue, Zuverlässigkeit, Erfolg oder Freiheit agieren als innere Motivatoren. Man kann sie sich wie einen inneren Kompass vorstellen, der uns Menschen hilft, in die richtige Richtung zu gehen.
In meiner Praxis begegnet mir immer wieder das Problem, dass viele Menschen ihre eigenen Werte gar nicht richtig kennen. Sie haben keine konkrete Vorstellung von dem, was ihnen wirklich wichtig ist. Das ist auch ganz normal, denn wir machen uns ja selten bewusst Gedanken über solche Themen. Manchmal kann es jedoch sinnvoll sein, sich genau das, unsere eigenen Werte, bewusst zu machen. Denn Werte helfen uns, darüber zu entscheiden, was gut oder schlecht, wahr oder unwahr, schön oder unschön, angebracht oder unangebracht ist.
Wenn es Menschen also schwerfällt, Entscheidungen zu treffen, liegt das oft daran, dass sie nicht wissen, was ihnen in dieser Situation am wichtigsten ist. Wer seine Werte nicht kennt, kann seinen inneren Kompass nicht effizient nutzen. Das Resultat sind oft Fehlentscheidungen. Diese führen wiederum zu Unzufriedenheit, Enttäuschung, Frustration und einem Gefühl der ständigen Leere. Um diese negativen Gefühle zu kompensieren, greifen Menschen zu Drogen, konsumieren Alkohol, essen übermäßig oder surfen stundenlang im Internet. All diese Dinge stellen eine Blitzlösung dar, um die eigene emotionale Verfassung umgehend zu verbessern. Leider lösen sie aber nicht die Ursache des Problems. Sie sorgen lediglich für kurzfristige Glücksgefühle. Langfristig führen dann genau diese Blitzlösungen zu immer mehr Unzufriedenheit.
Um ein erfülltes Leben zu führen und langfristig glücklich zu sein, sollten wir uns also unserer Werte bewusst werden und im Einklang mit ihnen leben. Das Bewusstmachen der eigenen Werte hilft uns dabei, für uns selbst stimmige und authentische Entscheidungen zu treffen. Wer seinen

höchsten Ansprüchen genügt, wird Erfüllung im Leben finden und es nicht mehr nötig haben, Ersatzbefriedigungen nachzugehen. Im Einklang mit seinen Werten zu leben verleiht eine unwahrscheinliche Kraft, ein Gefühl der Sicherheit, Seelenfrieden und das Gefühl, vollkommen eins mit der Welt zu sein.
Menschen, deren Lebensphilosophie und Verhaltensweisen übereinstimmen, strahlen Stärke, Ausgeglichenheit und Authentizität aus. Deshalb bewundern wir oft die Menschen am meisten, die für das einstehen, woran sie glauben. Das Bewusstwerden darüber, was in unserem Leben Vorrang hat, und das Streben, nach diesen Werten zu leben, sollten für jeden Menschen unabhängig von äußeren Einflüssen Priorität haben. Wir sollten nach unseren Prinzipien leben, selbst wenn wir Angst davor haben oder das Gefühl, dass uns niemand die Unterstützung gewährt, die wir benötigen. Denn auf lange Sicht können wir nur dann glücklich sein, wenn wir unseren höchsten Idealen und dem wahren Sinn unseres Lebens gerecht werden.

Das Ziel hinter dem Ziel

Bei der Arbeit mit meinen Klienten zu diesem Thema begegnet mir immer wieder der zentrale Punkt, dass viele Menschen zu sehr mit der Verwirklichung ihrer kurzfristigen Zwischenziele beschäftigt sind, um es zu schaffen, nach ihren wahren Werten zu leben. Sie haben keine Zeit, sich darüber bewusst zu werden, was sie wirklich wollen. Sie denken nur daran, das nächste Ziel zu erreichen, und wundern sich über ein Gefühl der Leere beim Erreichen ihrer Ziele. Sie fragen sich dann oft: „Soll das etwa alles gewesen sein?“ Um wirklich glücklich zu sein, müssen wir uns bewusst machen, was das Ziel hinter dem Ziel ist.

BEISPIEL

Auf die Frage, was sie sich im Leben am meisten wünsche, antwortete eine meiner Klientinnen einst: „Ein Kind und Geld.“ Susanne versuchte seit Jahren erfolglos, schwanger zu werden, und das Thema machte ihr schwer zu schaffen. Auch die Beziehung zu ihrem Partner litt sehr unter dieser Situation.
Als ich Susanne fragte, was ein Kind für sie bedeute, sagte sie: „Liebe, Geborgenheit und das Gefühl, gebraucht zu werden.“

Die Ziele hinter dem Ziel „Kind" waren also Liebe, Geborgenheit und das Gefühl, gebraucht zu werden. Das ist wichtig zu verstehen, denn das Kind war in diesem Fall nur das Mittel zum Zweck. Ein Kind stellte für sie die Lösung dar, diese Sehnsüchte zu stillen.

Als sie verstand, was sie eigentlich wollte, sah sie plötzlich viele andere Möglichkeiten, um ihr Ziel zu erreichen. Sie fing an, sich ehrenamtlich in einem Tierheim zu engagieren. Die Tiere gaben ihr das Gefühl, gebraucht zu werden. Sie entschloss sich dazu, ihre Beziehung wieder zu stärken, und so kamen sie und ihr Mann von nun an zu mir zur Paartherapie. Schon nach ein paar Monaten erinnerten sie sich daran, wie sehr sie sich liebten und dass nichts in der Welt sie auseinanderbringen konnte. Sie entschieden sich dazu, gemeinsam ein Haus zu bauen. Endlich erfuhr Susanne wieder das Gefühl von Liebe und Geborgenheit, das sie seit Jahren so vermisste. Ein Jahr später klappte es dann sogar mit der Schwangerschaft.

Als ich sie fragte, was Geld für sie bedeute, sagte sie: „Freiheit und Sicherheit." Geld ist auch in diesem Fall nur ein Mittel zum Zweck und sollte nicht mit tiefer verwurzelten Wertvorstellungen und Emotionen verwechselt werden. Ein Mensch, der die Freiheit als einen wichtigen Wert in seinem Leben nennt und diesen mit Geld gleichsetzt, läuft Gefahr, unglücklich zu werden. Denn wer nur des Geldes wegen arbeitet, wird wahrscheinlich nicht das tun, wozu er sich berufen fühlt, sondern das, was ihm am meisten Geld einbringt. Ein Job, den man macht, weil man ihn machen muss, steht klar im Widerspruch zur persönlichen Freiheit. Es gibt sogar Menschen, die ihren Partner nach solchen Kriterien wählen. Denkst du, jemand, der des Geldes wegen einen Partner wählt, ist frei?

Auch du solltest dir bewusst werden, was das Ziel hinter deinem Gewichtsziel ist. Ich bin mir sicher, du möchtest nicht schlank sein, weil du einfach Körpermasse verlieren möchtest. Generell gilt: Niemand möchte irgendetwas verlieren! Vielmehr möchtest du Gefühle erleben, die du mit dem Schlanksein verbindest, und damit inneren Werten gerecht werden, die dir bisweilen vielleicht gar nicht bewusst waren. Werte, die hinter dem Schlanksein verborgen sein können, sind beispielsweise Freiheit, Gesundheit, Liebe, Anerkennung, Selbstbewusstsein, Vitalität, Erfolg, Attraktivität oder Selbstsicherheit.

Wertekonflikte

Ein Grund dafür, dass du es bisher noch nicht geschafft hast, einen schlanken Lifestyle zu etablieren, könnte sein, dass in dir ein Wertekonflikt herrscht.

Unvereinbare Werte

Jeder Mensch hat seine eigene Wertehierarchie. Manchen Menschen ist Abenteuer wichtiger als Sicherheit, andere stellen den Erfolg über die Gesundheit, und wieder andere stellen die Liebe über die Unabhängigkeit. Die Rangfolge unserer Werte beeinflusst unser Verhalten und unsere Entscheidungen. Denkst du, ein Mensch der Abenteuer an die erste Stelle stellt, trifft die gleichen Entscheidungen wie jemand, der Sicherheit als wichtigsten Wert wählt? Denkst du, diese zwei Menschen würden denselben Beruf wählen, dasselbe Auto kaufen, dieselben Reiseziele aussuchen? Wohl kaum!

Ein Wertekonflikt kann dann entstehen, wenn zwei unvereinbare Werte in der Wertehierarchie sehr nahe beieinander liegen. Wenn ein Mensch beispielsweise Sicherheit an die erste Stelle stellt und an die zweite Stelle Freiheit, kann es leicht zu einem Konflikt kommen, weil die beiden Werte an sich schwer vereinbar sind. Ein solcher Mensch findet sich im ständigen Konflikt: Selbstständig oder angestellt? Eigenheim oder Mietwohnung? Partnerschaft oder Singleleben?

Für- und Wider-Werte

Liebe, Freiheit, Abenteuer, Erfolg, Anerkennung usw. waren bisher alles Beispiele für Werte, nach denen wir streben. Ich nenne diese Für-Werte. Es gibt aber auch Werte, die wir um jeden Preis zu vermeiden versuchen, sogenannte Wider-Werte: Wut, Zurückweisung, Angst, Einsamkeit oder Versagen. Bei jeder Entscheidung, die wir treffen, wägt unser Gehirn ab, ob diese zu positiven oder negativen Gefühlszuständen führt. Dabei orientiert es sich an unserer Wertehierarchie und an unseren Wider-Werten.

Dies ist also eine weitere Möglichkeit, wie es zu Wertekonflikten kommen kann. Wenn du beispielsweise Erfolg (Für-Wert) als höchsten Wert anstrebst und Versagen (Wider-Wert) um jeden Preis vermeiden willst, kommt es zu einem Wertekonflikt. Die Angst zu versagen wird dir in vielerlei Hinsicht auf deinem Weg zum Erfolg im Weg stehen. Ein Mensch, der zu große Angst vor dem Scheitern hat, wird oft nicht mutig genug sein, um den entscheidenden Schritt in Richtung Erfolg zu gehen. Ein solcher Wertekonflikt kann auch ein großes Thema beim Abnehmen sein. Die Angst zu versagen könnte dich daran hindern, dich überhaupt erst dazu zu motivieren, die richtigen Schritte in die Richtung eines schlanken Lifestyles zu gehen.
Wenn du dein Verhalten verändern willst, aber Werte hast, die im Widerspruch zu diesem Verhalten stehen, wirst du dein neues Verhalten nicht beibehalten können. Nur wenn du Werte hast, die dein neues Verhalten unterstützen, wirst du eine dauerhafte Veränderung erreichen. Du hast also vielleicht gar kein Gewichtsproblem, sondern ein Werteproblem.

ÜBUNG

Entdecke deine Werte und ergänze sie!

Um zu verstehen, warum du ständig in eine bestimmte Richtung in deinem Leben strebst, solltest du deine eigenen Wertvorstellungen kennen. Es ist wichtig, dass du dich während dieser Übung in einem guten Zustand befindest. Vielleicht möchtest du dich auch an einen Ort zurückziehen, an dem du ganz besonders gut entspannen kannst.

Um deinen eigenen Wertvorstellungen auf die Spur zu kommen, frage dich: „Was ist mir im Leben am wichtigsten?" Beantworte diese Frage ganz intuitiv. Höre dabei auf dein Gefühl und weniger auf deinen Kopf. Stelle dir immer wieder dieselbe Frage: „Was ist mir im Leben am wichtigsten?" Ist es Liebe, Erfolg, Freiheit, Nähe, Sicherheit, Anerkennung, Abenteuer, Macht, Leidenschaft, Gesundheit, Beitrag zum Allgemeinwohl, persönliches Wachstum, Leistung, Glück, Lebensfreude, Kreativität, Vertrauen, Loyalität, Attraktivität, Respekt, Sexualität, Spaß, Toleranz, Ehrgeiz, Disziplin, Großzügigkeit oder Selbstbewusstsein?

Teil 1: Liste zehn deiner wichtigsten Werte auf:

1. ______________________________

2. ______________________________

3. ______________________________

4. ______________________________

5. ______________________________

6. ______________________________

7. ______________________________

8. ______________________________

9. ______________________________

10. ______________________________

Teil 2: Erstelle nun deine persönliche Wertehierarchie! Ordne dazu deine oben gesammelten Werte der Wichtigkeit nach:

1. ______________________________

2. ______________________________

3. ______________________________

4. ______________________________

5. ______________________________

6. ____

7. ____

8. ____

9. ____

10. ____

Ändere deine Werte, und du änderst dein Leben!

Vielleicht denkst du jetzt: „Wieso sollte ich meine Werte ändern? Schließlich machen mich diese Werte ja zu dem, was ich bin.“ Die Wahrheit ist: Du bist viel mehr als deine Werte. Unsere Wertvorstellungen werden stark durch unsere Kultur, unser Umfeld und unsere Erfahrungen geprägt. Schon in frühen Jahren verinnerlichen wir beispielsweise die Wertvorstellung unseres Elternhauses. Wir werden gelobt, wenn wir der Vorstellung unserer Eltern entsprechend handeln, und bestraft, wenn wir es nicht tun. Das Gleiche gilt im Hinblick auf Lehrer, Freunde oder Arbeitgeber. Deine bisherigen Werte drücken deshalb zu einem großen Teil das aus, was du bisher gelernt hast und wozu du konditioniert worden bist.
Die folgende Übung bietet dir nun die Chance, dir über dein bisheriges Wertesystem bewusst Gedanken zu machen, es zu hinterfragen und eventuell neu zu definieren. Frage dich: „Wie müssten meine Wertvorstellungen sein, damit ich in Zukunft mein Potenzial voll entfalten kann? Welche Werte würden mich auf dem Weg zu einem schlanken Lifestyle unterstützen? Welche Werte müsste ich in der Hierarchie anders anordnen oder gar streichen? Hinter welchen Werten steckt vielleicht ein viel tiefgreifenderer Wert? Oder bei welchen Werten müsste ich einfach die Bedeutung verändern?“ Denke immer daran, du selbst entscheidest, wer du sein möchtest!
Das Beispiel meiner Workshop-Teilnehmerin Jessica dient dazu, dir die folgende Übung zu veranschaulichen:

BEISPIEL

Nachdem Jessica ihre persönliche Wertehierarchie erstellt hatte, fragte ich sie: „Kannst du dir vorstellen, wie diese Rangliste deinen bisherigen Lifestyle unterstützt?“ Als sie sich die Liste noch einmal genau ansah, konnte man das Licht förmlich in ihrem Gesicht aufgehen sehen.

Jessicas alte Wertehierarchie:

1. Lebensfreude
2. Freiheit
3. Leidenschaft
4. Glück
5. Kreativität
6. Beitrag zum Allgemeinwohl
7. Fröhlichkeit
8. Ehrgeiz
9. Gesundheit
10. Erfolg

„Ja“, sagte sie, „Lebensfreude und Freiheit verbinde ich mit uneingeschränktem Essen. Auch Leidenschaft und Glück ist mit dem Essen verbunden. Dass die Gesundheit lediglich an neunter Stelle auftaucht, ist wahrscheinlich auch ein Ausdruck davon, dass sie mir bisher nicht wichtig genug war.“

Dann fragte ich sie, ob sie sich vorstellen könne, welche Werte sie streichen, hinzufügen oder anders anordnen müsse, um in Zukunft nach einem schlanken Lifestyle zu leben. Spontan sagte sie: „Selbstliebe.“ Sie wüsste selbst nicht, woher dieses Wort jetzt kam, aber sie möchte es an die erste Stelle setzen. Selbstliebe ist für sie die Voraussetzung dafür, mit sich selbst und seinem Körper verantwortungsvoller umzugehen.

Die Gesundheit will sie in Zukunft an die zweite Stelle rücken. Denn wenn sie gesund sein will, muss Gesundheit auch zu einer Priorität in ihrem Leben werden. Den Ehrgeiz will sie von nun an statt auf den achten auf den dritten Platz setzen. Ihr Ehrgeiz soll sie in Zukunft dabei unterstützen, sich auf ihren neuen Lifestyle zu konditionieren.

Sie möchte weiterhin Lebensfreude, Glück und Fröhlichkeit erfahren, möchte diese aber nicht mehr nur in Verbindung mit uneingeschränktem Essen sehen. Ihr neuer Weg, um Glück

Lebensfreude und Fröhlichkeit zu erfahren, müsste innerliche Zufriedenheit sein. Deswegen möchte sie Zufriedenheit von nun an, stellvertretend für diese Werte, an die vierte Stelle der Liste platzieren.
Kreativität soll auf Platz fünf bleiben, denn diese ist auch für ihr Vorhaben abzunehmen zu gebrauchen – beispielsweise, um neue Rezepte auszuprobieren. Kreativität spielt aber auch in ihrem Beruf als Webdesignerin eine große Rolle und ist allein deshalb schon sehr wichtig für sie.
Auch an der Platzierung des Beitrags zum Allgemeinwohl möchte sie nichts verändern. Um ihren neuen Lifestyle leidenschaftlich zu zelebrieren und auch erfolgreich zu etablieren, braucht sie die Leidenschaft ab sofort an siebter und den Erfolg an achter Stelle.
Nachhaltigkeit möchte sie als neuen Wert auf Platz neun setzen, um sicherzugehen, dass sie eine dauerhafte Veränderung herbeiführt. „Schlussendlich", sagte sie, „kann es auch nicht schaden, Attraktivität als einen Wert in meine Top Ten aufzunehmen."
Jessicas neue Wertehierarchie:
1. *Selbstliebe*
2. *Gesundheit*
3. *Ehrgeiz*
4. *Zufriedenheit*
5. *Kreativität*
6. *Beitrag zum Allgemeinwohl*
7. *Leidenschaft*
8. *Erfolg*
9. *Nachhaltigkeit*
10. *Attraktivität*

Jessica hat es geschafft, dass diese Werte nicht nur eine Ansammlung von Wörtern auf einem Blatt Papier darstellen. Sie hat sich dazu konditioniert, nach diesen Werten zu leben, bis sie fest in ihrem autonomen Nervensystem verankert waren. Heute möchte sie ihren neuen Lifestyle nie mehr missen, und es ist ihr ein Rätsel, wie sie jemals anders leben konnte.

Teil 3: Ändere deine Werte, und du änderst dein Leben!
Nutze auch du nun die Chance auf einen inneren Wandel. Neue Werte können der Auslöser sein, um deine Gedanken, Gefühle und Verhaltensweisen nachhaltig zu verändern. Stelle dir also jetzt die Frage: „Welche Wertvorstellungen müsste ich haben, um einen schlanken Lifestyle zu führen?"

Ordne deine Ideen der Wichtigkeit nach:

1. ____________________
2. ____________________
3. ____________________
4. ____________________
5. ____________________
6. ____________________
7. ____________________
8. ____________________
9. ____________________
10. ____________________

Damit diese Werte auch bei dir nicht nur Wörter auf einem Blatt Papier bleiben, denke daran: „Du bist, was du immer wieder tust."
Nutze diese Werte als einen neuen Kompass, der dich automatisch zu einem schlanken Lifestyle führen wird. Diese Werte dienen dir als Fundament für zukünftige Entscheidungen. Baue inneren Druck auf und verpflichte dich dazu, von nun an nach diesen Werten zu leben. Erzähle Freunden oder deinem Partner von deinen neuen Werten, um den Druck

etwas zu erhöhen. Wenn dein Partner weiß, dass du beispielsweise Selbstliebe als neuen Wert auf Platz eins deiner Hierarchie gesetzt hast, wird er dich vielleicht daran erinnern, wenn du das nächste Mal versucht bist, dir ein zweites Stück Kuchen zu „gönnen".

Praktiziere diese neuen Werte, so oft du kannst, bis sie sich ganz natürlich für dich anfühlen.

ÜBUNG

Entdecke deine Wider-Werte und ergänze sie!

Jetzt brauchen wir nur noch eine Lösung für deine Wider-Werte. Welche Gefühle möchtest du um jeden Preis vermeiden? Nimm dir einen Augenblick Zeit und denke darüber nach, welche Emotionen du in deinem Leben immer wieder zu umgehen versuchst. Sind es vielleicht Zurückweisung, Aufmerksamkeit, Wut, Frustration, Einsamkeit, Trauer, Versagen, Erniedrigung, Schuldgefühle, Hass, Krankheit, Schutzlosigkeit, Neid, Hoffnungslosigkeit, Habgier oder ganz andere Emotionen?

Teil 1: Liste deine Wider-Werte der Wichtigkeit nach auf:

1. ______________________________

2. ______________________________

3. ______________________________

4. ______________________________

5. ______________________________

6. ______________________________

Gehe nun genauso vor wie bei deinen Für-Werten. Frage dich, welche deiner Wider-Werte dich auf dem Weg zu einem schlanken Lifestyle unterstützen können. Welche Wider-Werte stehen dir im Weg? Welche Werte müsstest du streichen, anders anordnen oder neu definieren?

BEISPIEL

Schauen wir gemeinsam noch einmal auf Jessicas Liste:
1. Zurückweisung
2. Versagen
3. Schuldgefühle
4. Frustration
5. Aufmerksamkeit
6. Neid
Sie beschloss, dass die Angst vor Zurückweisung eine motivierende Wirkung auf sie hatte, ihrem Ziel näher zu kommen. Traurig sprach sie darüber, wie oft sie schon aufgrund ihres Gewichts zurückgewiesen worden war. Sie berichtete von Vorstellungsgesprächen bei denen sie zu 100 % die benötigten Qualifikationen vorzuweisen hatte, aber trotzdem eine Absage erhielt. Sie war sich in solchen Momenten immer sicher, dass ihr Äußeres der Grund dafür war. Außerdem waren früher in der Schule Teamwahlen im Sportunterricht für sie der absolute Horror. Niemand wollte sie jemals in der Gruppe haben. Auch von Männern wurde sie oft abgewiesen. Sie machte sogar öfter die Erfahrung, dass Männer, mit denen sie eine Liebesbeziehung eingegangen war, sie in der Öffentlichkeit verleugneten. Sie beschloss also, sich in Zukunft immer an diese Ereignisse zu erinnern, wenn sie wieder versucht war, das Falsche oder zu viel zu essen.
Die Angst vor dem Versagen hatte auf sie jedoch eine lähmende Wirkung. Sie hatte schon so oft Diäten gemacht und war immer wieder gescheitert, sodass sie nun große Angst verspürte, das Gleiche wieder zu erleben. Sie beschloss, Versagen ganz von ihrer Liste zu streichen. Und sie nahm sich vor, in Zukunft mutiger zu sein und sich immer wieder daran zu erinnern, dass sie es selbst in der Hand hatte und sie niemand dazu zwang zu versagen. Die Schuldgefühle rückten somit auf die zweite Position. Sie erklärte, dass diese Emotion wichtig war. Denn Schuldgefühle würden sie davon abhalten, zu viel oder die falschen Dinge zu essen.
An die dritte Stelle wollte sie nun die Frustration stellen. Dieser Wider-Wert hatte auf sie eine motivierende Wirkung. Denn sie war immer dann frustriert, wenn sie wieder zu viel gegessen hatte. Wenn sie dieses Gefühl vermeiden wollte, war es wichtig, von nun an nach einem schlanken Lifestyle zu leben.

Aufmerksamkeit war ihr bisher immer unangenehm gewesen. Sie realisierte aber während des Workshops, dass ihr diese nur unangenehm war, weil sie aufgrund ihres Gewichts oft Aufmerksamkeit erregte. Der Grund für die Aufmerksamkeit war hier das Problem und nicht die Aufmerksamkeit an sich. Wenn sie sich vorstellte, dass sie durch gute Leistungen oder durch ein Aussehen, mit dem sie selbst zufrieden war, Aufmerksamkeit erreichte, fand sie das ganz und gar nicht unangenehm. Sie beschloss, diesen Wert in „Aufmerksamkeit durch Übergewicht" umzubenennen und von nun an als motivierenden Wert zu betrachten.
Neid erlebte sie immer dann, wenn sie andere sah, die scheinbar unbeschwert in ihrem Körper lebten. Sie fand es schrecklich und verabscheute sich dafür, dass sie Neid empfand. Nun erkannte sie, dass dieser Neid sehr wohl motivierend wirken kann und dass er vor allem verschwinden würde, sobald sie sich selbst in ihrem Körper wohlfühlte.
Abschließend beschloss sie, Krankheit als neuen Wider-Wert aufzunehmen. Sie hatte Gesundheit bei ihren Für-Werten an die zweite Stelle gesetzt und fand es deshalb nur logisch, Krankheit als etwas zu sehen, was sie um jeden Preis vermeiden wolle.
Jessicas neue Wider-Werte:
1. Zurückweisung
2. Schuldgefühle
3. Frustration
4. Aufmerksamkeit durch Übergewicht
5. Neid
6. Krankheit

Teil 2: Erstelle nun deine neue Liste von Wider-Werten:

1. ______________________________

2. ______________________________

3. ______________________________

4. ______________________________

5. ______________________________

6. ______________________________

Denke immer daran: Menschen sind bereit, mehr zu tun, um Schmerz zu vermeiden, als um Freude zu gewinnen. Deine Wider-Werte sind also entscheidend auf deinem Weg zu deinem neuen Lifestyle. Führe dir diese deshalb immer wieder vor Augen und mache dir bewusst, wie du ganz einfach diese unangenehmen Gefühle vermeiden kannst.

Schritt 8: Verändere dein Selbstbild!

> *„Wenn wir alles täten, wozu wir imstande sind, würden wir uns wahrlich in Erstaunen versetzen."*
>
> THOMAS ALVA EDISON

Wie dein Selbstbild entsteht

Was du kannst oder nicht kannst, hängt weniger von deinen tatsächlichen Fähigkeiten ab als vielmehr von der Vorstellung darüber, wer du zu sein glaubst und was du dieser Person zutraust. Das Bild, das du von dir selbst hast, entsteht zu einem großen Teil durch die in Schritt 4 besprochenen Glaubenssätze. Deine Identität ist sozusagen eine Zusammenfassung derjenigen Glaubenssätze, durch die du deine Einzigartigkeit definierst. Dieses Glaubenssystem bestimmt dann, wie du dich verhältst, was du tust, was du vermeidest und wie du Situationen einschätzt. Auch dein Denken, deine Gefühle, deine Motivation und deine Leistungsfähigkeit werden dadurch beeinflusst.

Dein Selbstbild bestimmt über deine persönlichen Limits. „Das könnte ich nie" oder „So bin ich einfach" sind Aussagen, die veranschaulichen, welche Grenzen dir dein Selbstbild auferlegt. Während deine Fähigkeiten konstant vorhanden sind, bestimmt dein Selbstbild darüber, inwiefern du Gebrauch von ihnen machst. Wenn du beispielsweise sicher bist, ein besonders talentierter Sänger zu sein, passt du dein Verhalten entsprechend dieses Selbstbildes an. Du wirst vermutlich eine Band suchen, in einem Chor singen oder dich um Auftritte bemühen. Wenn du mit derselben Stimme jedoch denkst, nicht gut zu sein, wirst du wahrscheinlich höchstens allein unter der Dusche singen.

Ob du dich selbst als Verlierer oder Gewinnertyp, als schüchtern oder extrovertiert, als eitel oder gleichgültig betrachtest, entscheidet darüber, was du tust und somit schlussendlich auch darüber, wer du bist. Denn wie sagt man so schön: „Du bist, was du tust." Und nicht nur das. Du bist sogar, wer du sagst zu sein. Alles, was nach der Formulierung

„Ich bin …“ folgt, manifestiert sich in deinem Unterbewusstsein und führt dazu, dass du es selbst glaubst. Deshalb solltest du immer vorsichtig sein und bewusst mit Formulierungen umgehen, die dich selbst definieren. Wenn du dir oft genug sagst: „Ich bin dumm“, „Ich bin dick“, „Ich bin nicht gut genug“, führt das dazu, dass du unterbewusst auch die entsprechenden Schritte einleitest, um dir zu beweisen, dass du recht hast mit dem, was du sagst.

Neben deinen persönlichen Glaubenssätzen haben auch andere Menschen großen Einfluss darauf, wie du dich selbst siehst und inwieweit du von deinen Fähigkeiten Gebrauch machst. Vielleicht erinnerst du dich an die Schüler aus Schritt 4, deren Lehrer sie für außergewöhnlich intelligent hielten, wodurch sie ihre Leistungen verbesserten. In diesem Fall hatte die Annahme der Lehrer positive Auswirkungen auf das Verhalten der Schüler. Wie du dir sicherlich vorstellen kannst, gibt es leider auch umgekehrte Beispiele. Es gibt unendlich viele Menschen, die aufgrund eines Kommentars ihres Lehrers ihr Leben lang glauben, sie könnten nicht rechtschreiben, rechnen, lesen oder seien unsportlich. Dieser Glaube führt dazu, dass sie sich auch dementsprechend verhalten.

Deshalb ist es auch wichtig, dass du dich in einem Umfeld bewegst, das dich unterstützt, dich wertschätzt und dich nicht in eine Schublade steckt. Man sagt, unser Leben sei der Durchschnitt der fünf Menschen, mit denen wir die meiste Zeit verbringen. Wir sind ungefähr so fit, gesund, gestresst, entspannt, zufrieden oder unzufrieden wie diese fünf Menschen. Nicht nur Gleich und Gleich gesellt sich gern, sondern auch Ungleiches wird mit der Zeit immer gleicher. Wenn du dir jetzt mal überlegst, mit welchen fünf Menschen du die meiste Zeit verbringst, frage dich, ob dir diese Menschen den Raum für die geplante Veränderung lassen. Unterstützen sie dich in deinem Vorhaben, einen schlanken Lifestyle zu etablieren, oder erschweren sie dir den Weg?

Überlege dir auch Konsequenzen für die Menschen, die dich nicht unterstützen. Natürlich sollst du jetzt nicht von heute auf morgen alle Menschen aus deinem Leben verbannen, die dich in dem Punkt nicht unterstützen, aber du solltest deinen Fokus zumindest auf diejenigen Leute richten, die es tun. Verbringe mehr Zeit mit den Menschen, die dich weiterbringen und inspirieren, als mit denen, die dich an deinem persönlichen Wachstum hindern. Das gilt aber natürlich nicht nur in diesem Zusammenhang, sondern für alle Lebensbereiche.

Der stärkste Hebel für menschliche Veränderung

Wir halten Veränderungen in allen Bereichen für möglich. Uns selbst, also den Kern unseres Wesens, zu verändern halten die meisten Menschen jedoch für unmöglich. Das liegt zum einen daran, dass wir Angst vor dem Unbekannten haben. Wir ziehen den Umgang mit bekannten Problemen der Aussicht vor, unbekannte Probleme bewältigen zu müssen. So entsteht dann wieder das „gemütliche Elend", über das ich bereits in Schritt 1 gesprochen habe. Zum anderen befindet sich unsere Welt im steten Wandel. Veränderung begleitet uns ständig und überall: Wechselnde Beziehungen, betriebliche Umstrukturierungen, Reformen und technologische Fortschritte gehören zu unserem Alltag. Das Einzige, worauf wir uns verlassen können, ist unser Identitätsgefühl. Wir haben Angst, dass wir die Grundlage unseres Daseins verlieren, wenn wir infrage stellen, wer wir sind.

Dabei ist die Veränderung unseres Selbstbildes die beste Methode, um unser Dasein nach unseren Vorstellungen und Wünschen zu optimieren. Der stärkste Hebel für die persönliche Weiterentwicklung ist, das Bild zu verändern, das wir von uns selbst haben. „Ich bin so, wie ich bin, und kann daran nichts ändern" ist lediglich eine Floskel, die das Leben erschwert. Diese Floskel besagt, dass es sich um ein dauerhaftes Problem handelt und wir Opfer unseres Schicksals sind. Dabei ist es durchaus möglich, unser Selbstbild neu zu definieren und somit Einfluss auf unseren Werdegang zu nehmen.

Es ist ein großer Unterschied, ob jemand von sich sagt: „Ich habe ein Problem, mich angemessen zu ernähren." Oder: „Ich bin von Natur aus ein übergewichtiger Mensch." Eine Person, die glaubt, ein Problem mit der richtigen Ernährungsweise zu haben, kann sich ändern. Ich sage nicht, dass es leicht wird, aber es ist möglich! Eine Person, die glaubt, einfach von Natur aus ein übergewichtiger Mensch zu sein, wird es nicht schaffen, sich zu ändern. Der Grund dafür ist, dass er sich seiner Verantwortung entzieht. Aus individuellen, vorgeschobenen Gründen wie beispielsweise den Genen, Sucht, schwieriger Kindheit oder mangelnder Disziplin glaubt der „natürlich" Übergewichtige fest daran, überhaupt keinen Einfluss auf sein Gewicht zu haben, und sucht deshalb unbewusst auch immer wieder Wege, um sich zu beweisen, dass er mit seiner Annahme recht hat.

Statt der Realität ins Auge zu sehen und zu erkennen, dass Übergewicht eine bewusste Entscheidung ist, und zwar die Entscheidung, sich nicht angemessen zu ernähren, schiebt man das Problem auf etwas, das sich dem eigenen Einfluss entzieht. „Ich bin halt einfach ein übergewichtiger Mensch." Eine Person, die den Kern ihres Wesens als übergewichtig betrachtet, sich also über ihr Übergewicht definiert, handelt infolgedessen auch wie ein Übergewichtiger. Und weil sie so handelt, bleibt sie leider auch immer, was sie ist: übergewichtig.

Vielleicht kennst du dieses Phänomen aus anderen Bereichen. Kennst du Menschen, die sich selbst als Pechvogel beschreiben? Die dir immer wieder erzählen, wie ihnen ständig blöde Dinge passieren? Auch hier ist es kein Wunder, dass diesen Menschen dann auch tatsächlich vermehrt die unglücklichsten Sachen passieren. Sie selbst sorgen unbewusst dafür.

Auf der anderen Seite gibt es die Menschen, die davon überzeugt sind, dass ihr Leben von Glück und Erfolg geprägt ist. Sie definieren sich selbst als wirklich glücklich oder erfolgreich. Auch diese Menschen sind aus denselben Gründen tatsächlich deutlich glücklicher oder erfolgreicher als Menschen, die das Gegenteil von sich denken. Damit meine ich natürlich nicht Personen, die lediglich nach außen den Anschein erwecken möchten, glücklich und erfolgreich zu sein. In diesem Kapitel geht es ja um das Thema Selbstbild. Also um die Person, die du wirklich zu sein glaubst.

Die Frage ist, wie nun dein Selbstbild beschaffen sein müsste, damit du dich ändern kannst? Dich als übergewichtigen Menschen auf Diät zu beschreiben würde einfach nur die aktuelle Situation wiedergeben, nicht aber deine Identität beeinflussen. Um dich dauerhaft zu ändern, musst du dich entscheiden, wer du stattdessen sein möchtest. Ein Gesundheitsfanatiker? Ein Sportler? Ein vitaler Mensch? Ein selbstzufriedener Mensch? Ein selbstbewusster Mensch? Ein freier Mensch? Ein Mensch, der sich in seiner Haut wohlfühlt? Der lebende Beweis dafür, dass Menschen sich ändern können? Wie auch immer dein neues Selbstbild aussehen mag, es muss die Möglichkeit des Übergewichts ausschließen.

Sobald wir neue Glaubenssätze darüber entwickeln, wer wir sind, verändern wir unser Verhalten, sodass es mit unserer neuen Identität übereinstimmt. Sobald du dich in Bezug auf dein Übergewicht also neu definierst, werden sich deine Verhaltensweisen dementsprechend anpassen. Eine einzige Veränderung in deinem Selbstbild kann zu tiefgreifenden, nachhaltigen Veränderungen in deinem Leben führen.

ÜBUNG

Wer bin ich? Wer möchte ich sein?

Es ist niemals zu spät, das zu werden, was man hätte sein können.

Teil 1: Wer bin ich?
Um ein neues Selbstbild zu kreieren, ist es zunächst einmal wichtig zu verstehen, wie du dich bisher definierst und einschätzt. „Wer bin ich?“ Mit dieser Frage befasste sich auch schon Sokrates, einer der größten Philosophen der Antike.
Um diese Frage zu beantworten, ist es wichtig, dass du dich zu 100 % wohlfühlst. Du solltest entspannt sein, keinen Zeitdruck verspüren und keine großen Erwartungen an die Antwort haben. Sei nicht ängstlich oder besorgt, lass deinen Gedanken einfach freien Lauf. Niemand hat auf diese Frage eine einfache und schnelle Antwort.
Es gibt viele Arten der Selbstdefinition. Du kannst dich anhand deiner emotionalen Eigenschaften beschreiben (ich bin sensibel), anhand deines Einkommens (ich bin arm oder Millionär), anhand deines Berufs (ich bin Anwalt), anhand deines Glaubens (ich bin Christ), anhand deines Besitzes (ich bin Großgrundbesitzer oder Porsche-Fahrer), anhand der Rollen, die du im Leben spielst (ich bin Mutter, älteste Schwester, Tochter eines Diplomaten), anhand deiner Talente (ich bin Sportler, Musiker, Künstler, Fotograf), anhand deines Äußeren (ich bin attraktiv, übergewichtig, schön, groß), anhand deiner Vergangenheit (ich bin ein Erfolgstyp, ich bin ein Verlierer), anhand deiner destruktiven Gewohnheiten (ich bin Alkoholiker, Drogenabhängiger, Spieler, Schläger, Krimineller), anhand deiner Leistungen (ich bin Abiturientin, Betriebswirtin, deutsche Meisterin) ...
Viele meiner Klienten tun sich mit der Beantwortung der Frage zunächst etwas schwer. Manche fragen sich, ob sie überhaupt in der Lage sind, eine solche Frage zu beantworten. Diese Art von Klienten antwortet dann meist ganz schnell und ohne genauer darüber nachgedacht zu haben: „Ich weiß es nicht, ich habe darauf wirklich keine

Antwort." Andere haben aber auch Angst, diese Frage zu beantworten. Sie befürchten, dass die Antwort eine unangenehme Erkenntnis mit sich bringen könnte.
Solltest du auch spüren, dass du bei der Frage „Wer bin ich?" innerlich eine Abwehrhaltung einnimmst, lass dich davon nicht aus dem Konzept bringen. Du weißt sicher, wer du bist, und kannst deshalb diese Frage auch beantworten. Du musst nur zulassen, dass sich deine Gedanken frei entfalten können. Versuche sie nicht zu kontrollieren oder zu bewerten. Notiere sie so, wie sie dir einfallen. Habe keine Angst vor der Antwort. Selbst wenn sie dir nicht gefällt, wird sie dich weiterbringen und dir helfen, notwendige Veränderungen einzuleiten.

Es gibt zwei Möglichkeiten, wie du diese Frage beantworten kannst.

Möglichkeit 1:
Beantworte einfach die Frage „Wer bin ich?". Schreibe alles auf, was dir spontan dazu einfällt. Zensiere und bewerte nicht. Alles, was dir dazu einfällt, ist richtig. Gehe immer tiefer in dich und bohre weiter. Frage dich: „Wie definiere ich mich selbst? Welche Rollen spiele ich? Woraus besteht der Kern meines Wesens?" Denke auch darüber nach, inwiefern dein Selbstbild mit deinem Übergewicht zusammenhängt. Frage dich solange, bis du mit deiner Antwort zufrieden bist.

Möglichkeit 2:
Nimm die Position eines Schriftstellers ein, den du beauftragt hast, deine Biografie zu schreiben. Er arbeitet gerade an dem Kapitel „Wer ist *dein Name*?". Als guter Schriftsteller ist es wichtig, tiefgründig zu recherchieren und alle Facetten dieser Person in dem Kapitel zusammenzufassen. Auch den Zusammenhang zwischen deinem Übergewicht und deinem Selbstbild bringt der Schriftsteller auf den Punkt. Am Ende liest dein Auftraggeber (also du selbst) das Kapitel durch und nimmt Korrekturen oder eventuelle Ergänzungen vor. Am besten nimmst du dir ein Blatt Papier und schreibst deine Antwort ausführlich auf.

Teil 2: Erfinde dich neu!

Willkommen zurück! Jeder, der den Mut und die Zeit aufgebracht hat, sich ernsthaft mit einer der wichtigsten Fragen unseres Lebens auseinanderzusetzen, verdient meinen tiefen Respekt. Bei der Beantwortung der Frage, wer du bist, hast du bestimmt Seiten an dir entdeckt, die du gern magst und auf die du stolz bist. Gehe nun noch einmal zu deinem aktuellen Selbstbild zurück und markiere alle Eigenschaften die du an dir magst. Bestimmt sind es viel mehr als du erwartet hättest. Andere Seiten an dir möchtest du vielleicht lieber ändern, besonders wahrscheinlich diejenigen, die im Zusammenhang mit deinem Übergewicht stehen. Das kannst und sollst du auch. Deine Identität spiegelt einfach nur das wider, was du in dir selbst siehst. Es entspricht nicht der Realität. Denn die Realität ist das, was du tust. Und du tust nur das, was du dir selbst zutraust. Durch die Interpretation der Erfahrungen in deinem Leben hast du dir selbst einen Stempel verpasst, der bestimmt, wie dein Leben verläuft. Denke immer daran, „Ich bin halt übergewichtig" ist nur eine Floskel. Wenn du dir einmal einen Stempel verpassen konntest, kannst du das jederzeit wieder tun. Mit dem Wissen, das du jetzt hast, kannst du dich zu jedem Zeitpunkt neu definieren. Vielleicht hast du an Karneval schon einmal ein Kostüm getragen und erlebt, dass du dich in diesem verkleideten Zustand ganz anders gefühlt hast als sonst. Vielleicht hast du dich getraut, Sachen zu sagen oder zu tun, die du dich sonst nicht getraut hättest. Das liegt daran, dass du in diesem Kostüm nicht deinem Selbstbild gerecht werden musstest. In diesem verkleideten Zustand definierst du dich als eine andere Person, und deshalb kannst du dich plötzlich auch so verhalten.

Dieses Gefühl, eine andere Identität anzunehmen, kannst du nicht nur an Karneval erleben. Du kannst jeden Tag in deinem Leben entscheiden, dich rundum neu zu definieren, oder beschließen, dein wahres Ich zum Vorschein zu bringen. Du kannst den Stempel deiner augenblicklichen Identität ausradieren und erleben, welches starke Selbstbild dahinter verborgen ist.

Fange jetzt damit an!

Wenn du mit gewissen Aspekten deiner Identität, beispielsweise mit deinem Übergewicht, nicht zufrieden bist, nutze jetzt die Chance, sie nach deinen Vorstellungen und Wünschen zu formen. Versetze dich in einen entspannten Zustand und überlege dir bis ins Detail, was für ein

Mensch du ab heute sein möchtest. Beantworte dafür diese Fragen:

* Welche Elemente deiner Identität sind dafür verantwortlich, dass du übergewichtig bist?
* Welche Elemente deiner aktuellen Identität möchtest du gern ablegen?
* Welche Eigenschaften würdest du gern hinzufügen?
* Gibt es Menschen, die über diese Eigenschaften verfügen? Könnten diese Menschen dir in dem Punkt als Vorbild dienen? Welche Menschen sind das?

Möglichkeit 1:
Dein neues Ich kannst du dann entweder skizzieren, indem du dich fragst: „Wer bin ich heute? Was für ein Mensch müsste ich sein, um nach einem schlanken Lifestyle zu leben?“ Tauche auch hier tief in die Materie ein und schreibe alles auf, was dir dazu einfällt. Wie definierst du dich ab heute? Welche Rollen spielst du ab heute? Wie ist der Kern deines Wesens ab heute beschaffen? Arbeite so lange an deinem Text, bis du zu 100 % zufrieden mit dem Ergebnis bist.

Möglichkeit 2:
Nimm wieder die Position eines Schriftstellers ein und beschreibe bis ins Detail, wie das „Ich“ beschaffen ist, das mühelos einen schlanken Lifestyle lebt. Schreibe das Kapitel „Wer ist *dein Name* heute?“. Auch hier sollte der Schriftsteller wieder gut recherchieren und seinen Lesern ein genaues Bild über diese Person vermitteln. Am Ende liest du wieder Korrektur und verbesserst den Schriftsteller oder nimmst Ergänzungen vor. Am besten nimmst du dir ein Blatt Papier und schreibst deine Antwort ausführlich auf.

Nimm dir vor, ab diesem Augenblick genauso zu handeln wie die Person, die du sein willst. Fange an, dich wie diese Person zu fühlen. Bewege dich wie sie, atme wie sie, tue, was sie tun würde, lache, wie sie lachen würde, behandle andere Menschen so, wie diese Person sie behandeln würde. Stehe morgens als diese neue Person auf und gehe abends als diese wieder ins Bett. Sobald du die Entscheidung triffst, zu denken, zu fühlen und zu handeln wie der Mensch, der du zukünftig sein möchtest, wirst du dich auch zu genau diesem Menschen entwickeln.

BEISPIEL

Als Inspiration hier nun ein Beispiel einer meiner Workshop-Teilnehmerinnen: Wer bin ich?
Ich würde mich als widersprüchliche Person beschreiben. Die Eigenschaften, die mich ausmachen und antreiben, sind Fluch und Segen zugleich. Ich bin intelligent und kreativ – genauso wie ich diese Fähigkeiten dazu nutzen konnte, um wichtige wertvolle Meilensteine in meinem bisherigen Leben zu erreichen (z. B. Abitur, Studium ...), nutze ich diese Eigenschaften auch dazu, mich selbst zu manipulieren. Ich bin sehr kreativ darin, mir eine gute Ausrede einfallen zu lassen, weshalb ich das jetzt gerade essen darf. Ich bin generell eher undiszipliniert und kann mich meist erst dazu durchringen, die Dinge in Angriff zu nehmen, wenn die Deadline bevorsteht (Hausarbeiten, Rechnungen, Erledigungen). Das heißt, ich setze meine Prioritäten falsch. Auf diese Weise halse ich mir nämlich mehr Stress auf, wie wenn ich die Dinge sofort erledigen würde .
Ich möchte anerkannt werden für das, was ich kann und leiste, und ich will gemocht werden. Ich kann für eine Sache vollen Einsatz zeigen, aber meist nur dann, wenn der Erfolg nicht allzu lange auf sich warten lässt. Weil ich gemocht werden will, sage ich oft nicht Nein. Ich habe Angst vor Zurückweisung. Zu Essen sage ich auch schwer Nein, denn so wurde ich in meiner Kindheit in gewisser Form zurückgewiesen. Ich wähle zu oft den Weg des geringsten Widerstands, da ich faul bin. Aber ich kann mich für gewisse Themen absolut begeistern und die Zeit vergessen, wenn ich diese Dinge unbedingt erreichen will.
Ich stehe nicht gern im Mittelpunkt, außer ich bin mir einer Sache sicher. Beim Essen hatte ich zwar nie das Problem, dass man mir dabei zusieht, aber ich wollte auch nie, dass mein Essverhalten im Mittelpunkt steht, und habe deshalb lieber allein (und unkontrolliert) gegessen. Ich bin der Auffassung, dass das Leben kurz ist und dass man es genießen sollte. Auch deshalb habe ich oft den Gedanken gehabt: „Was ist, wenn ich morgen überfahren werde und meine letzte Mahlzeit eine Gurke statt ein ordentlicher Teller Nudeln war?“ Ich bin „eigentlich“ ein fröhlicher Mensch, der gern unbeschwert sein möchte, lacht und Späße macht. Man

kann in schwierigen Situationen auf mich bauen. Leider gilt das oft nur für andere. Mich selbst lasse ich dabei meist außen vor. Ich habe ein Problem mit meinem Selbstwertgefühl. Das führt manchmal zu destruktivem Verhalten wie beispielsweise das übermäßige Essen.
Ich bin ein Kopfmensch und möchte Dinge unbedingt verstehen. Das führt dazu, dass ich Dinge „zerdenke". Ich suche die Sicherheit, um nicht zu scheitern, statt die Dinge anzupacken und Fehler zuzulassen. Auch beim Abnehmen habe ich Angst vor dem Scheitern. Ich gebe mich oft mit Dingen zufrieden, statt für mich einzustehen (Gehalt, Gewicht, Diskussionen, Entscheidungen).
Wer möchte ich sein?
Ich stehe nun morgens endlich mit dem Gefühl auf, dass ich heute schaffe, was ich mir vorgenommen habe, sei es Arbeit, Erledigungen oder Ernährung. Das Essen ist jedoch kaum mehr der Rede wert, da eine bewusste und kaloriengerechte Ernährung für mich zur Normalität geworden ist. Meinen Sicherheitswahn habe ich nämlich umgewandelt, indem ich mir selbst Sicherheit gebe, weil ich mir Listen schreibe und, nach Prioritäten geordnet, durchgehe. So sehe ich Teilerfolge, die mich motivieren, vergesse nichts und werde endlich dafür gelobt, dass ich pünktlich irgendwo ankomme, abgenommen habe und einen zufriedenen sowie selbstbewussten Eindruck mache. Es ist ein wunderbares Gefühl, dass ich mich auf mich selbst verlassen kann. Wenn ich mir etwas vornehme, weiß ich, dass ich es durchziehe, denn ich kann mich endlich auf mein eigenes Versprechen verlassen.
Da ich nun diszipliniert bin, kann ich meine Dinge erledigen und die wertvolle Zeit danach für schöne Dinge nutzen, bei denen ich bisher immer Angst hatte, sie zu verpassen. So muss ich mich nicht davor fürchten, dass das Leben zu kurz ist, und kann auch mal eine Gurke essen.
Meine Kreativität nutze ich nun, um leckere, kalorienbewusste Rezepte zu kreieren. Meine Gerichte kommen so gut an, dass jeder, der davon probiert hat, das Rezept haben will. Da ich aber gelernt habe, auch mal Nein zu sagen, bleiben diese Rezepte mein Geheimnis. Wer weiß, was ich damit noch alles tun kann.

Durch meinen bisherigen Gewichtsverlust habe ich mich jeden Tag selbst bestätigt und mir Wertschätzung entgegengebracht. Obwohl ich noch nicht an meinem endgültigen Ziel angekommen bin, schaue ich gern in den Spiegel. Ich fühle mich wohl in meiner Haut und bin stolz auf das, was ich schon erreicht habe. Endlich bin ich unbeschwert, und das in zweierlei Hinsicht: im Denken, weil ich die Dinge endlich in Angriff genommen habe, und auch auf der Waage. Mittlerweile dränge ich andere fast schon zu den Aktivitäten, die ich früher lieber vermieden habe, und habe mehr Spaß denn je daran. Ich bin immer noch ein fröhlicher Mensch und lache gern. Am meisten lache ich darüber, dass ich früher dachte, ich könnte nicht abnehmen. Endlich stehe ich auch für mich selbst ein. Sich immer nur zufriedenzugeben führt zu Mittelmäßigkeit, und schließlich bin ich ja großartig.

Tipp: Sprich deine Antwort aus Teil 2 auf Band und höre es dir immer mal wieder an. Beim Autofahren, Spazierengehen oder auch beim Einschlafen. Auf diese Weise verankerst du dein neues Selbstbild noch mehr in deinem Unterbewusstsein.

Schritt 9: Sammle Erfahrungen, die dich deinem Ziel näher bringen!

„Wenn du immer wieder das tust, was du immer schon getan hast, wirst du immer wieder das bekommen, was du immer schon bekommen hast.“ PAUL WATZLAWICK

Erfahrungen – der Schatz des Lebens

Die Erfahrungen, die du in deinem Leben sammelst, sind so etwas wie der Grundstein, aus dem deine Glaubenssätze, deine Werte und dein Selbstbild entstehen. Zu deinen Erfahrungen gehört alles, was du je gehört, gesagt, gesehen, berührt, geschmeckt oder gerochen hast. Sogar alles, was du ausschließlich in deiner Fantasie erlebt hast, wird in deinem Gehirn als Erfahrung gespeichert. Das gedankliche Durchleben einer Handlung hinterlässt nämlich die gleichen neuronalen Spuren wie eine real erlebte Situation. Dein Gehirn kann nicht unterscheiden, ob etwas real ist oder nur in deiner Vorstellung existiert. Dieses Phänomen hast du bestimmt schon öfter selbst erlebt. Vielleicht hast du Höhenangst, und nur die Vorstellung, am Rand einer Klippe zu stehen, lässt deine Hände feucht werden. Oder nur der Gedanke an ein leckeres Gericht lässt dir das Wasser im Mund zusammenlaufen. Allein bei dem Gedanken daran, dass einem von dir geliebten Menschen etwas zustoßen könnte, wirst du traurig. Je lebhafter du dir ein Ereignis vorstellst, umso tiefere neuronale Spuren hinterlassen diese Gedanken.

Wenn du noch nicht genau weißt, was ich meine, können wir auch gern einen kleinen Test miteinander durchführen. Denke dafür jetzt an eine schöne saftige, quietschgelbe Zitrone. Stelle dir dann vor, wie du diese Zitrone auf einem Küchenbrett aufschneidest und wie dabei der Zitronensaft herausläuft. Nimm eine Hälfte der Zitrone in die Hand und rieche daran. Lege sie dann wieder auf dein Brett und schneide ein mundgerechtes Stückchen ab. Stelle dir nun vor, wie du herzhaft in dieses Stück Zitrone beißt. Na, hast du dein Gesicht verzogen und/oder hat dein Mund

vermehrt Speichel produziert? Wenn deine Gedanken sogar körperliche Reaktionen hervorrufen können, was meinst du, wie groß ihr Einfluss dann erst auf deine Psyche ist?
Jede einzelne Erfahrung, sei sie wirklich geschehen oder nur in deinem Kopf entstanden, wird also in deinem Gehirn gespeichert. Dort werden Erfahrungen jedoch zu einem gewissen Grad oft verzerrt, verkürzt oder verallgemeinert. Viele deiner Erfahrungen werden in deinem Gehirn so geordnet, dass sie deine Glaubenssätze über dich und die Welt bestärken. Ein Mensch, der fest daran glaubt, ein guter Sänger zu sein, wird jedes Klatschen nach einem Auftritt dahingehend interpretieren, dass dem Publikum sein Gesang gefallen hat. Ein Mensch, der nicht daran glaubt, ein guter Sänger zu sein, würde in der gleichen Situation das Klatschen des Publikums als bloße Geste der Höflichkeit interpretieren.
Im Laufe eines Lebens sammelst du genug Erfahrungen, um jeden beliebigen Glaubenssatz so zu untermauern, dass er für dich Sinn ergibt. Deine Erfahrungen bzw. die Art und Weise, wie du deine Erfahrungen interpretierst, beeinflussen also maßgeblich deinen Lebensweg.
Leider neigen wir Menschen dazu, unsere Erfahrungen oft auf eine schwächende statt auf eine stärkende Art zu deuten. In solchen Situationen sollten wir uns immer wieder vor Augen halten, dass nichts irgendeine besondere Bedeutung hat, außer der Bedeutung, die wir ihr beimessen.
Es ist unwahrscheinlich wichtig, Erfahrungen eine Bedeutung beizumessen, die dich und deine Ziele unterstützt. Du solltest unbedingt lernen, deine Erlebnisse so zu interpretieren, dass sie dich weiterbringen. Erfahrungen negativ auszulegen und sich als Opfer der Umstände zu sehen ist destruktiv und nicht zielführend. Jedes Erlebnis hat seinen Sinn und einen besonderen Wert. Du musst diesen Wert nur erkennen. Jede Erkenntnis oder Idee, die sich aus dieser Erfahrung entwickelt, trägt zu deinem persönlichen inneren Wachstum bei.

ÜBUNG

Deute deine Erfahrungen neu!

Um zu verstehen, warum du übergewichtig bist, blicke auf die prägendsten Erfahrungen in deinem Leben zurück. Lass die Erlebnisse Revue passieren, die dazu geführt haben, dass du immer wieder vom richtigen Weg abgekommen bist. Nimm dir einen Moment Zeit und notiere die fünf wichtigsten Erfahrungen, die maßgeblich dazu beigetragen haben, dass du übergewichtig bist, oder dich davon abgehalten haben, einen schlanken Lifestyle zu leben. Beschreibe nicht nur die Erfahrungen, sondern auch welche Auswirkungen sie auf dich hatten.
Versuche dann, für jedes Ereignis eine positive Interpretationsmöglichkeit zu finden. Was hättest du damals stattdessen denken können? Welche Art zu denken hätte dich deinem Ziel näher gebracht? Auch wenn es dir schwerfällt, versuche dennoch, eine neue Perspektive einzunehmen oder an Möglichkeiten zu denken, an die du bisher noch nie gedacht hast. Sei kreativ und positiv!

BEISPIEL

Meine Klientin Lisa hatte es sich in jüngeren Jahren zum Ziel gesetzt, 30 kg abzunehmen. Anfangs war sie sehr motiviert und verfolgte ihr Vorhaben ehrgeizig. Als sie bei der Hälfte ihres Ziels angekommen war, verließ sie die Motivation und sie fiel in alte Muster zurück. Dieses Erlebnis beschrieb sie als sehr prägend. Denn es hatte ihr nicht nur für diesen Augenblick die Motivation genommen, sondern für die nächsten zehn Jahre. Damals hatte sie ihren Rückfall in alte Muster folgendermaßen interpretiert: „Ich bin zu schwach. Ich schaffe es einfach nicht abzunehmen. Ich bin einfach so. Ich bin nicht dazu gemacht, schlank zu sein. Ich kann alles, aber das wirklich nicht. Egal, dann bin ich halt übergewichtig.“
Während dieser Übung versetzte sie sich zurück und fand andere Möglichkeiten, diese Erfahrung zu deuten. Ihre Gedanken dazu waren folgende: „Ich habe es bereits geschafft, 15 kg abzunehmen. Ich kann verdammt stolz auf mich sein. Ich habe gerade ein kleines Motivationstief, aber das ist noch lange kein Grund für mich aufzugeben. Ich werde Möglichkeiten finden,

um mich wieder zu motivieren. Ich werde mir jeden Abend beim Einschlafen genau ausmalen, wie ich aussehen werde, wenn ich schlank bin, wie ich mich bewegen werde, wie mich andere Menschen ansehen werden und wie stolz ich dann auf mich sein werde. Ich werde kalorienarme Speisen vorkochen, um nicht in Versuchung zu geraten. Ich werde mir Bücher über persönliche Weiterentwicklung kaufen und Übungen machen, um weiter an mir zu arbeiten. Ich werde alles tun, nur nicht aufgeben.

Teil 1: Prägende Ereignisse und ihre Auswirkungen

1. ______________________________

2. ______________________________

3. ______________________________

4. ______________________________

5. ______________________________

Teil 2: Eine neue Interpretation derselben Ereignisse

1. ______________________________

2. ______________________________

3. ______________________________

4. ______________________________

5. ______________________________

Lebenserfahrungen – das Rohmaterial deiner neuen Persönlichkeit

Im letzten Abschnitt hast du dich mit bereits erlebten Erfahrungen auseinandergesetzt. Nun ist es an der Zeit, in die Zukunft zu schauen und neue Erfahrungen zu sammeln. Wie bereits erwähnt, neigen Menschen dazu, ihre Erlebnisse so zu interpretieren, dass sie ihre Glaubenssätze untermauern. Von dieser Eigenschaft kannst du jetzt aktiv Gebrauch machen! Drehe dafür den Spieß einfach um und sammle bewusst Erfahrungen, um deine neuen und positiven Glaubenssätze zu stärken. Welche Erfahrungen würden dich deinem Ziel, einen schlanken Lifestyle zu etablieren, näher bringen?

Versuche dabei genauso zu denken wie Eltern bei der Erziehung ihrer Kinder. Eltern haben oft genaue Vorstellungen davon, welche Erfahrungen ihren Kindern auf ihrem Lebensweg behilflich sein würden. Um ihren Teamgeist zu fördern, melden sie ihre Kinder beispielsweise im Sportverein an. Sie organisieren Sprachreisen oder finanzieren Auslandssemester, um ihren Kindern Zugang zu neuen Sprachen und anderen Kulturen zu ermöglichen. Damit ihre Kinder lernen, mit Geld umzugehen, geben sie ihnen regelmäßig Taschengeld und motivieren sie dazu, kleine Ferienjobs anzunehmen.

Einengende und beschränkte Erfahrungen führen zu einem eingeengten und beschränkten Leben. Wenn du also ein neues Leben führen willst, solltest du den Grundstock deiner Erfahrungen gezielt erweitern. Suche dir bewusst Erlebnisse aus, die nie Teil deines Lebens geworden wären, wenn du nicht gezielt nach ihnen Ausschau gehalten hättest. Diese positiven Erlebnisse sollten dir als Kontrastprogramm zu deinen bisherigen negativen Erfahrungen dienen.

Halte jeden Tag Ausschau danach, etwas dazuzulernen. Und das bezieht sich nicht nur auf dein Essverhalten. Zu diesem Thema kommen wir gezielt noch einmal im nächsten Kapitel. Mit neuen Erfahrungen ist alles gemeint, was du positiv für dich tun kannst und was anders ist als das, was du bisher getan hast.

Überlege dir, mit welchen Freunden du in Zukunft deine Zeit verbringen wirst. Werden diese dein neues Selbstbild stärken oder schwächen? Welche anderen Menschen könntest du kennenlernen? Wie und wo könntest

du Menschen treffen, deren Werte deinen neuen Werten ähnlich sind? Welche Menschen würden dein neues Selbstbild fördern?
Denke darüber nach, welche Bücher du lesen kannst, um deine neue Persönlichkeit weiterzuentwickeln. Welche Seminare oder Workshops könntest du besuchen, die dich auf deinem Weg, einen neuen Lifestyle zu etablieren, stärken?
Welche Interessen verfolgt dein neues Ich anstelle des Essens? Möchte es neue Länder bereisen? Neue Kulturen kennenlernen? Neue Sprachen lernen? Neue Sportarten ausprobieren? Sich beruflich neu orientieren? Vermehrt mit Freunden ausgehen? Konzerte besuchen? Tagebuch führen? Meditieren? In einem Tierheim aushelfen? Ein Praktikum machen? Nochmals studieren? Einen Kurs an einer Volkshochschule besuchen? An einem Kochkurs für kalorienarme Küche teilnehmen? Sich sozial engagieren? Ein Buch schreiben? Sich von einer Ernährungsberaterin aufklären lassen? Eine berufliche Zusatzqualifikation ergattern? Einen neuen Partner kennenlernen? Sich von einem schwierigen Partner trennen? Mehr Zeit mit den Kindern verbringen? Fotografieren? Zeichnen? Töpfern? Möchte dein neues Ich vielleicht sogar eine Extremerfahrung machen, um sich zu beweisen, dass alles möglich ist? Wie wäre es mit einem Fallschirmsprung, einer Gletscherwanderung, einem Snowboardkurs, einem Bootcamp, einem Aufenthalt in einem buddhistischen Tempel, einem Motorradführerschein oder mit Canyoning (Schluchtenwandern)? Deinem neuen Ich sind keine Grenzen gesetzt!

BEISPIEL

Meine Klientin Tina meldete sich beispielsweise zu einem Tauchkurs an. Sie erzählte mir, dass sie diese Idee gehabt hätte, weil sie lernen und spüren wollte, wie es sich anfühlt, sich ganz leicht und unbeschwert in einem neuen Umfeld aufzuhalten. Was für eine schöne Idee.

Welche Erfahrungen kannst du ab heute machen, um deinen neuen Werten und deinem neuen Selbstbild gerecht zu werden? Was tut diese Person, die du im letzten Kapitel neu definiert hast?
Je mehr Erfahrungen du sammelst, die deine neuen Werte, deine neuen Glaubenssätze und deine neue Identität unterstützen, desto selbstbewusster wirst du. Diese Erlebnisse werden dir beweisen, dass du zu mehr imstande bist, als du geglaubt hast.

ÜBUNG

Neue Erfahrungen

Teil 1: Beantworte folgende Fragen ganz spontan und intuitiv!

1. Welche Erfahrungen solltest du sammeln, um deinem neuen Selbstbild und deinen neuen Werten zu entsprechen? Der Fantasie sind hier keine Grenzen gesetzt. Sei einfach intuitiv und kreativ. Notiere mindestens zehn Ideen:

1. ______________________________

2. ______________________________

3. ______________________________

4. ______________________________

5. ______________________________

6. ______________________________

7. ______________________________

8. ______________________________

9. ______________________________

10. ______________________________

2. Welche Personen könnten dir als Vorbild dienen? Was erleben sie, was du bisher nicht erlebst? Notiere mindestens fünf Ideen:

1. ______________________________

2. ______________________________

3. ______________________________

4. ______________________________

5. ______________________________

3. Welche Erfahrungen wolltest du schon immer einmal machen, hast dich bisher aber nicht getraut oder sie einfach nicht in Angriff genommen? Notiere mindestens fünf Ideen:

1. ______________________________

2. ______________________________

3. ______________________________

4. ______________________________

5. ______________________________

4. Suche aus all deinen Antworten nun zehn Erfahrungen heraus und setze dir für deren Umsetzung eine Frist. Entscheide, bis wann du jede einzelne Idee in die Tat umgesetzt haben willst.

Erfahrung	Bis wann?
1	
2	
3	
4	
5	
6	
7	
8	
9	
10	

Schritt 10: Mache es dir leichter, dein Ziel zu erreichen!

Der Prozess einer Gewohnheit

In der Einführung dieses Buchs hast du etwas darüber erfahren, wie Gewohnheiten entstehen. Vielleicht erinnerst du dich an das metaphorische Beispiel des Flusses, der sich einen Pfad durch Sandstein bahnt. Je öfter Wasser in derselben Bahn fließt, je öfter wir also dieselben Denk- oder Verhaltensweisen wiederholen, desto tiefer wird die Prägung.
Würde man eine Gewohnheit in seine Einzelteile zerlegen, dann würde man folgenden Prozess erkennen: Am Anfang steht ein Auslöser, der unser Gehirn dazu verleitet, in einen automatischen Modus zu schalten. Daraufhin kommt es zu einem automatischen Verhaltens- oder Denkmuster. Am Schluss folgt eine Belohnung, die unser Gehirn darin bestärkt, beim nächsten Auslöser wieder exakt gleich zu reagieren.

BEISPIEL

Ein Beispiel: Zur Entspannung raucht ein Gelegenheitsraucher jedes Wochenende zu einem Glas Wein eine Zigarette. Er möchte sich das Rauchen abgewöhnen. Immer wenn er vor seinem Glas Wein sitzt, greift er jedoch automatisch zur Zigarette.
Glas Wein (= Auslöser) => Griff zur Zigarette (Muster) => Entspannung (Belohnung)

Ist eine Gewohnheit erst einmal fest im Gehirn installiert, erfordert sie keine Aufmerksamkeit mehr. Wir können uns dann einfach blind auf unser Gefühl verlassen. Dieses meldet sich, sobald wir auf der falschen Seite des Bettes einschlafen, wir unseren geliebten Kaffee oder unsere Zigarette nicht bekommen oder wenn nach der Arbeit der Fernseher nicht eingeschaltet wird. Sobald wir eine Gewohnheit aus irgendeinem Grund nicht durchführen, überkommt uns ein Unwohlgefühl, das uns sagt: „Irgendetwas stimmt nicht."

Die Entscheidung, ungeliebte Gewohnheiten aufzugeben, ist oft schnell getroffen. Der wirklich schwierige Teil ist dann, diese Entscheidung auch umzusetzen. Denn wir sind „Gewohnheitstiere“ und wehren uns mit aller Macht gegen Veränderungen. Schließlich sind die Gewohnheiten nicht umsonst entstanden, sondern dazu gedacht, uns das Leben zu erleichtern. In vielen Fällen ist es auch nützlich, dass sie nicht einfach auf Knopfdruck verlernt werden können. Stelle dir vor, du würdest von jetzt auf gleich verlernen, wie du dir die Schuhe bindest, Fahrrad oder Auto fährst, Klavier oder Tennis spielst.

Erst in dem Augenblick, in dem wir schädliche Denk- oder Verhaltensweisen ablegen möchten, werden Gewohnheiten zu einem Nachteil. Statt unliebsame Gewohnheiten einfach aufzugeben, fällt es meistens leichter, sie durch neue Gepflogenheiten zu ersetzen. Auslöser und Belohnung bleiben dann gleich, nur das Muster verändert sich. Aus diesem Grund hast du in Schritt 3 zusammen mit deinem kreativen Teil drei alternative Verhaltensweisen erarbeitet. Diese Alternativen dienen dazu, dein ungewolltes Essverhalten zu ersetzen und trotzdem das dahinterliegende Bedürfnis zu befriedigen. In Schritt 5 hast du dann einen Lifestyleplan entworfen, der ebenfalls dazu dienen soll, deine alten Essgewohnheiten durch neue zu ersetzen.

ÜBUNG

Erkenne den Prozess!

Damit du dich zukünftig selbst dabei ertappst, wenn dein Verstand mal wieder auf Autopilot schaltet, ist es wichtig, dir den Prozess deiner Gewohnheiten ins Bewusstsein zu rufen. Versuche, dich nun einmal an alle Ereignisse (mindestens zehn) zu erinnern, bei denen du in der letzten Woche zu viel oder die falschen Dinge gegessen hast.

Welche Auslöser gab es? Was waren die Signale, die dir gesagt haben, dass du zu viel oder die falschen Dinge isst? Was war die Belohnung?

Ereignis	Auslöser	Signal	Belohnung
1			
2			
3			
4			
5			
6			
7			
8			
9			
10			

Wie könntest du diese Auslöser in Zukunft umgehen? Oder was könntest du anstelle deines gewohnten Musters tun, wenn sich der Auslöser nicht vermeiden lässt? Denke dabei auch an die Dinge, die du in den Schritten 3 und 5 bereits für dich entdeckt hast.

Auslösemoment	Unterbrechung
1	
2	
3	
4	
5	
6	
7	
8	
9	
10	

Durchbrich alte Verhaltensmuster!

Um eine neue Gewohnheit zu installieren, müssen in unserem Gehirn neue Bahnen geprägt werden. Damit das einfacher gelingt, ist es ratsam, das alte Muster der Gewohnheit zunächst unerwartet zu unterbrechen. Dies kannst du dir wie ein Erdbeben vorstellen, das die Prägung des Flusses zerstört. Wenn du das Muster ausreichend unterbrichst, wirst du nie wieder in der Lage sein, zu ihm zurückzukehren.

Eine Musterunterbrechung bringt die neurologischen Prägungen in deinem Gehirn durcheinander. In diesem Augenblick der Verwirrung weiß das Gehirn nicht mehr, was es tun soll. Und genau diesen Moment musst du dir zunutze machen. Jetzt ist der ideale Moment, um deinem Gehirn etwas Neues beizubringen, und zwar nicht ein einmaliges neues Verhalten, sondern eine neue Gewohnheit. Es ist nicht damit getan, dass du deinem Gehirn eine Alternative anbietest, du musst sie auch zu deiner neuen Gewohnheit machen. Jedes Verhalten, das du oft genug ausführst, wird zu einer Gewohnheit. Auf der anderen Seite wird jedes Verhalten, das du lange genug nicht ausführst, verschwinden. So einfach ist das. Mit deiner neuen Gewohnheit wirst du neue neuronale Prägungen schaffen, die dir dein Vorhaben, einen neuen Lifestyle zu etablieren, leicht vorkommen lassen werden.

Als Musterunterbrechungen eignen sich Verhaltens- und Denkweisen, die sich stark von deinen gewöhnlichen Verhaltens- und Denkweisen unterscheiden. Je verrückter und außergewöhnlicher die Handlung, desto wirkungsvoller der Effekt.

BEISPIEL

Nina hatte die Gewohnheit, sich nach jedem Essen einen Nachschlag zu holen. Ihr Problem waren nicht Süßigkeiten, Chips oder andere Zwischenmahlzeiten, sondern dass sie einer zweiten Portion nie widerstehen konnte. In einem meiner Workshops dachte sie über Ideen für eine geeignete Musterunterbrechung nach. Sie war Raucherin und schlug vor, anstelle des Nachschlags eine Zigarette zu rauchen. Ich fragte sie, ob sie das nach dem Nachschlag nicht sowieso täte. „Doch", antwortete sie. Ich erinnerte sie noch einmal daran, dass die Musterunterbrechung eine Verhaltensweise sein sollte, die sich stark von ihrem bisherigen Verhalten unterscheiden sollte. Je verrückter, desto besser. Als

Nächstes schlug sie vor, den Teller sofort in die Spülmaschine zu stellen, anstatt sich Nachschub zu holen. Aber auch hier wies ich darauf hin, dass sie dasselbe ja auch nach dem Nachschlag täte. Das wäre also auch kein „Erdbeben", das ihr Gehirn völlig aus dem Konzept bringen würde. Nach weiteren Überlegungen kam ihr die Idee, sie könne sich Nachschlag holen und, anstatt ihn zu essen, ins Bad gehen und ihn im Klo herunterspülen. „Bravo", sagte ich, „das ist mal eine wirklich ausgefallene und sehr effektive Musterunterbrechung." Natürlich bin ich auch kein Fan davon, Essen wegzuwerfen. Aber zu diesem Zeitpunkt hätte das gekochte Essen in Ninas Magen mehr Schaden angerichtet als in der Toilette. Außerdem ist die Unterbrechung dazu gedacht, den Moment zu nutzen, neue Gewohnheiten zu installieren. Nina fühlte sich ebenfalls sehr schlecht, Essen einfach im Klo herunterzuspülen. Trotzdem nahm sie sich vor, immer wenn sie aufstand, um sich Nachschlag zu holen, auf direktem Weg ins Bad zu gehen. Um erst gar nicht mehr in diese Situation zu kommen, kochte sie ab diesem Tag einfach so wenig, dass ein Nachschlag gar nicht mehr möglich war.

Eine andere Klientin liebte Schokolade über alles. Sie war in jedem Lebensbereich sehr diszipliniert, aber bei Schokolade konnte sie sich nicht zusammenreißen. Um ihr Muster zu unterbrechen, kam sie nach einigen Überlegungen auf die Idee, drei Tage lang ausschließlich Schokolade zu essen und maximal einen Liter Wasser zu trinken. Bereits am ersten Tag mochte sie ihre geliebte Schokolade nicht mehr zu sich nehmen. Sie blieb jedoch standhaft und zog ihr Vorhaben durch. Nach den drei Tagen war das Thema Schokolade für sie wortwörtlich ein für alle Mal gegessen. Sie war heilfroh, nie wieder Schokolade essen zu müssen.

Nicole nahm sich immer wieder vor, mehr auf ihre Ernährung zu achten. Wann immer sie den Entschluss fasste, ab heute weniger oder kalorienbewusster zu essen, fiel ihr bald darauf ein, dass sie ja noch so viele Sachen zu Hause im Kühlschrank hatte, die sie zuerst aufbrauchen musste. So schlich sich folgendes Muster ein: Sie fasste den Entschluss, sich kalorienärmer zu ernähren, daraufhin beschloss sie, damit anzufangen, sobald die Dinge in ihrem Kühlschrank aufgebraucht seien. Ab dem Zeitpunkt, an dem sie diese Lebensmittel aufgebraucht hatte, war ihr Vorhaben, auf ihre Ernährung zu achten, schon wieder verflogen und sie kaufte neue kalorienreiche Speisen ein. Um dieses Muster zu unterbrechen, nahm sie sich vor, die Lebensmittel aus ihrem Kühlschrank zu räumen und sie an Obdachlose in der Stadt zu verteilen, wenn sie wieder ihre Ernährung umstellen wollte. Direkt danach wollte sie dann kalorienarme Lebensmittel einkaufen.

ÜBUNG

Durchbrich alte Verhaltensmuster!

Nun bist du an der Reihe. Denke darüber nach, auf welche Art und Weise du deinen ungewollten Gewohnheiten auf möglichst kreative und ungewöhnliche Weise zu Leibe rücken kannst. Je ausgefallener und verrückter die Methode, desto wirkungsvoller ist sie!
Du hast in Bezug auf dein Essverhalten bestimmt nicht nur eine unliebsame Angewohnheit. Viele davon hast du in der letzten Übung bereits identifiziert. Vielleicht fallen dir jedoch noch mehr ein? Schreibe jede einzelne Gewohnheit auf und überlege dir für jede eine originelle Musterunterbrechung. Diese kommt immer nach dem Moment eines Auslösers zum Tragen.
Viel Spaß!

Gewohnheit	Musterunterbrechung

Belohne dich für deinen Fortschritt!

Eine hilfreiche und dazu noch angenehme Methode, um deine neuen Gewohnheiten zu stärken, ist es, dich zu belohnen. Wie du in den letzten Abschnitten erfahren hast, verstärkt eine Belohnung jedes Verhaltens- oder Denkmuster. Jedes Muster, das man beständig verstärkt, wird zu einer automatischen und konditionierten Reaktion.

Die Belohnung für deinen neuen Lifestyle – das Schlanksein und -bleiben – erfährst du leider nicht von einem Tag auf den anderen. Ab dem Zeitpunkt jedoch, an dem du neue Gewohnheiten in deinem Gehirn installierst und alten Gewohnheiten widerstehst, leistest du Außergewöhnliches. Und diese Tatsache muss anerkannt und belohnt werden. Wenn dies nicht der Fall ist, sagst du dir vielleicht irgendwann: „Ach, ich habe jetzt schon 5 kg abgenommen, aber sehe immer noch nicht so aus, wie ich es mir vorstelle. Das wird noch ewig dauern." Eine solche Denkweise könnte dazu führen, dass dir alles zu schwer und langwierig vorkommt und du in alte Muster zurückfällst.

Damit das nicht passiert, solltest du dich für das, was du geleistet hast, kontinuierlich belohnen. Immer wenn du eine neue Verhaltensweise ausübst oder eine gewohnte Verhaltensweise nicht ausübst, solltest du dir auf die Schulter klopfen. Schlanksein ist dann am Ende nur noch das i-Tüpfelchen deiner außergewöhnlichen Leistung.

In Schritt 5 hast du erfahren, dass Essen zur Ausschüttung des Glückshormons Dopamin führt. Wenn du nun weniger zu dir nimmst, ist es umso wichtiger, dass du deinem Belohnungssystem im Gehirn andere Möglichkeiten zur Dopaminausschüttung anbietest.

BEISPIEL

Mein Klient Jörg besaß einen alten Ford Mustang aus dem Jahr 1965. Er liebte es, an seinem Oldtimer herumzuschrauben, wann immer er Zeit hatte. Leider nahm er sich nur selten die Zeit dafür, da er mit Beruf und Familie zu beschäftigt war. Als Belohnung für das Erreichen seiner Zwischenziele wollte er sich in Zukunft jedoch immer ein paar Stunden Zeit für sich und sein Schmuckstück nehmen. Als er mir nur davon erzählte, funkelten seine Augen schon, und ich wusste, dass dieser Moment, den er mit seinem Oldtimer verbrachte, etwas ganz Besonderes für ihn war und sich deshalb optimal als Belohnung eignete.

Erinnerst du dich an meine Klientin Lori, die Italienerin aus Schritt 4? Als Italienerin war das Thema Belohnung und Genuss bei ihr stark mit dem Thema Essen verbunden. Es fiel ihr schwer, sich Belohnungen auszudenken, die nichts damit zu tun hatten. Ich sagte ihr, es wäre okay, sich mit Essen zu belohnen, solange es ihren Kalorienbedarf nicht überstieg. Plötzlich sprudelte sie förmlich über vor Ideen. Sie beschloss, sich mit besonders hochwertigen Nahrungsmitteln und einer liebevollen Aufbereitung zu belohnen. Für jedes erreichte Ziel gönnte sie sich einen Einkauf, den sie sich früher nicht gegönnt hatte. Anstatt im Supermarkt einzukaufen, wollte sie nun öfter zu den Obst- und Gemüsehändlern ihrer Region gehen, um dort anstelle der wässrigen Supermarkttomaten ihre Lieblingssorten wie Gelbes Birnchen, Noire de Crimée oder Schlesische Himbeere zu kaufen. Sie wollte von nun an auch häufiger in italienischen Delikatessläden einkaufen. Sie liebte Prosciutto, frischen Büffelmozzarella und Scamorza. Ihr neues Motto hieß „Qualität statt Quantität“. Das Gleiche galt auch für den Verzehr dieser hochwertigen Nahrungsmittel. Sie beschloss, von nun an jede Mahlzeit, bei der sie sich für ihren Erfolg belohnte, richtig zu zelebrieren. Anstatt die leckeren Tomaten und den Büffelmozzarella vor dem Fernseher zu verspeisen, wollte sie diese zukünftig mit ihren Freunden oder ihrer Familie teilen. Sie nahm sich vor, den Tisch mit ihren Lieblingstellern und -gläsern zu decken und ihn mit frischen Blumen aus dem Garten und schönen Kerzen ansprechend zu dekorieren.

Meine Klientin Nina liebt Wellnesstage im Thermalbad. Es bedeutet für sie das Maximum an Entspannung, in lauwarmem Wasser zu planschen, zu saunieren und Zeitschriften zu lesen. Seit der Geburt ihres Sohnes hatte sie dazu leider selten Gelegenheit. Ein Wellnesstag war also eine optimale Belohnung für die erreichten Zwischenziele. So bat sie ihren Mann, in diesen Fällen ein paar Stunden ihren gemeinsamen Sohn zu übernehmen. Ihr Mann unterstützte ihr Vorhaben, einen schlanken Lifestyle zu etablieren, und tat ihr diesen Gefallen deshalb von Herzen gern.

ÜBUNG

Meine Belohnungen

Wie kannst du dich für deine Erfolge belohnen? Mit einem Spaziergang? Einem heißen Bad? Zeit mit deinen Liebsten? Einem neuen oder alten Hobby? Einem guten Buch? Einem schönen Kleidungs- oder Schmuckstück? Einem Konzertbesuch? Einem Besuch beim Friseur oder bei der Kosmetikerin? Einem Coaching oder einem Workshop? Einer angenehmen Massage?
Es sollte in jedem Fall etwas sein, das wirklich etwas Besonderes für dich ist. Etwas, das du sonst so gut wie nie tust oder dir nie gönnst. Ein ganz besonderes Geschenk an dich. Es muss auch nicht immer die gleiche Belohnung sein. Je abwechslungsreicher, desto besser.

Teil 1: Miss deinen Erfolg!

Um zu wissen, wann du dich belohnen darfst, solltest du jetzt dein Ziel aus Schritt 2 in Zwischenschritte aufteilen. Ob du dir wöchentliche oder monatliche Zwischenziele setzen möchtest, bleibt dir überlassen. Es ist einfach nur wichtig, dass du den Weg zu deinem Ziel unterteilst und die Zeitabstände nicht mehr als einen Monat betragen.

BEISPIEL

Beispiel: Johanna hatte es sich zum Ziel gesetzt, innerhalb eines Jahres 15 kg abzunehmen. Im ersten Monat wollte sie 4 kg verlieren. In den darauffolgenden Monaten wollte sie ihr Körpergewicht dann jeweils nur noch um 1 kg reduzieren.
Johanna wollte schon sehr lange einen Segelschein machen. Da sie sich aber immer sehr viel um ihren Freundeskreis und ihre Familie kümmerte, nur nicht um sich selbst, hatte sie bisher keine Zeit für eine Segelausbildung gehabt. Als Belohnung für ihr erstes Monatsziel (4 kg) meldete sie sich nun aber verbindlich in einer Segelschule an. Auch sonst wollte sie sich mehr Zeit für sich selbst nehmen. Für jedes weitere erreichte Zwischenziel plante sie eine gute Tat für sich selbst. So entstand ihr Belohnungsplan:

Monat 1:	*Segelschein*
Monat 2:	*eine Thaimassage*
Monat 3:	*ein Buch zum Thema persönliche Weiterentwicklung (nicht nur kaufen, sondern auch lesen)*
Monat 4:	*eine Wochenendfahrradtour um den Bodensee*
Monat 5:	*ein neuer Gasgrill*
Monat 6:	*ein Segelboot mieten und mit Freunden segeln gehen*
Monat 7:	*die Wohnung neu streichen*
Monat 8:	*einen ganzen Tag nur im Bett verbringen*
Monat 9:	*zum Schwimmen gehen*
Monat 10:	*eine Hypnosesitzung*
Monat 11:	*ein Adele-Konzert*
Monat 12	*mich neu einkleiden für meine neue Größe*

Meine Zwischenziele

Teil 2: Belohne dich!

Nun hast du die schöne Aufgabe, dir ganz persönliche Belohnungen für jedes Zwischenziel zu überlegen.

Zwischenschritt	Belohnung
1	
2	
3	
4	
5	
6	
7	
8	
9	
10	

Überarbeite deinen Lifestyleplan!

Im besten Fall ist der erste Entwurf deines Lifestyleplans schon der Weg, der dich ans Ziel führt. Solltest du jedoch bemerkt haben, dass du mit einem oder mit mehreren Punkten deines Plans nicht zurechtkommst, gib nicht auf! Ändere einfach deine Strategie!
Es bringt nichts, an einer Möglichkeit zwanghaft festzuhalten, wenn du merkst, dass du sie auf Dauer nicht durchhalten wirst. Schließlich möchtest du ja eine Methode finden, die zu deinem neuen Lifestyle wird.
Vergiss nicht: Dein Ziel ist es, ein bestimmtes Gewicht zu erreichen und zu halten, und nicht, eine gewisse Methode für einen vorgegebenen Zeitraum durchzuhalten. Dein Ziel ist fix, die Methoden, wie du dieses erreichst, sind jedoch flexibel. Es ist wichtig, das im Hinterkopf zu behalten. Wenn eine Methode nämlich nicht funktioniert, bedeutet das nicht, dass du nicht abnehmen kannst, sondern lediglich, dass diese Vorgehensweise für dich unpassend ist.

> *Erfolgreiche Menschen geben nicht auf, sie ändern so lange ihre Strategie, bis sie erreicht haben, was sie erreichen wollen!*

Wenn Menschen sagen: „Ich bin daran gescheitert abzunehmen", liegt der Misserfolg daran, dass sie aufgehört haben, es zu versuchen. Es liegt nicht daran, dass die Welt untergegangen ist. Versagen bedeutet, dass du aufgehört hast, dein Ziel zu verfolgen. Du „versagst" dir lediglich, eine weitere Methode auszuprobieren, um an dein Ziel zu gelangen. Solange du flexibel bist und deine Kreativität nutzt, um immer wieder neue Wege auszuprobieren, wirst du nicht scheitern!
Überarbeite deshalb nun deinen ersten Lifestyleplan. Du kannst entweder einzelne Teile deines Plans tauschen oder aber den gesamten Plan. Je nachdem, mit welchen Punkten du bei deinem ersten Plan nicht zurechtgekommen bist. Welche Handlungen in deinem ersten Lifestyleplan sind dir leichtgefallen? Welche waren zu schwer, um sie dauerhaft umzusetzen? Was möchtest du stattdessen ausprobieren? Lass deiner Kreativität wieder freien Lauf. Achte bei deinem überarbeiteten Lifestyleplan aber auch darauf, dass dieser zu deinen neuen Werten sowie zu deiner neuen Identität passt. Außerdem gilt nach wie vor folgende Regel: Egal, welche Methode du anwendest, dein individueller Kalorienbedarf darf nicht überschritten werden.

ÜBUNG

Mein zweiter Lifestyleplan

Handlung	Ab wann?	Bis wann?	Warum?	Ziel erreicht?

Denke daran: Je länger und öfter du ein neues Verhalten wiederholst, desto stärker wird die neuronale Verknüpfung und desto einfacher wird dir dieses Verhalten fallen.
Nun bist du bestens vorbereitet, deine Motivation und dein neues Denken in die Tat umzusetzen. Solltest du jedoch nach einer Weile merken, dass auch dieser Plan oder Teile dieses Plans nicht optimal für dich sind: Gib nicht auf! Entwickle einfach einen dritten Lifestyleplan usw. Denke immer daran: Nur wer aufhört zu versuchen, ist gescheitert! Solange du neue Möglichkeiten ausprobierst, bist du auf dem Weg zu deinem Ziel!

Auf in deinen neuen Lifestyle!

> *Wenn du einmal auf einen Stein klopfst, passiert wahrscheinlich nichts. Wenn du hundertmal auf einen Stein klopfst, kann es sein, dass der 101. Schlag den Stein entzweit. War deshalb der 101. Schlag der entscheidende? Nein, alle Schläge zusammen haben zum Ziel geführt.*
>
> *frei nach einem Zitat von* JACOB RIIS

Herzlichen Glückwunsch! Wenn du bis hierher gelesen hast, bist du 90 % deiner Zeitgenossen schon einen großen Schritt voraus. Denn, so heißt es, weniger als 10 % der Menschen, die ein Buch kaufen, lesen es bis zum Ende. Dein Wunsch, dich weiterzuentwickeln und einen neuen schlanken Lifestyle zu etablieren, ist so groß, dass du dir die Zeit genommen hast, dieses Buch nicht nur zu lesen, sondern auch fleißig und konzentriert alle Übungen darin zu machen. Damit hast du gezeigt, dass du bereit bist, Verantwortung für dein Übergewicht zu übernehmen. Du hast aktiv die erste Maßnahme ergriffen, um deinem Wunsch näher zu kommen. Du hast bewiesen, dass du tief im Inneren verstanden hast, dass du kein Opfer deines Schicksals bist, sondern dass die gewünschte Veränderung in deinen Händen liegt.

In diesem Buch wurden dir Methoden vorgestellt, die dein Leben für immer verändern können. Für deinen Erfolg ist es jedoch unerlässlich, das Gelernte in Zukunft weiter Tag für Tag anzuwenden. Mit dem Durchlaufen der zehn Schritte hast du den Grundstein für einen schlanken Lifestyle gelegt. Mental bist du nun bestens vorbereitet, die anstehenden Veränderungen umzusetzen. Je öfter du die Übungen und die daraus entstandenen Resultate wiederholst, desto einfacher wird dir dein schlanker Lifestyle fallen.

Denke immer daran: Jedes Verhalten, das oft genug wiederholt wird, wird zu einer Gewohnheit. Ist dein neuer Lifestyle erst einmal zur Gewohnheit geworden, läuft alles wie auf Autopilot und kostet dich keine Mühe mehr. Lass uns deshalb gleich mit der Wiederholung beginnen und gemeinsam zurückblicken.

ÜBUNG

Wiederholung

Teil 1: Dein neuer Lifestyle

Suche dir zum letzten Mal einen ruhigen Ort, an dem du etwa 15 Minuten unbeschwert entspannen kannst. Genieße die Tranceübung „Dein neuer Lifestyle“, die dazu dient, deine neuen Denk- und Verhaltensweisen noch einmal fest in deinem Nervensystem zu verankern. Höre dir die Übung auch in Zukunft immer wieder einmal an. Du findest sie als Gratis-MP3-Download auf meiner Website: shinecoaching.de/lifestyle-schlank-audiouebungen/
Nutze für den Download bitte das Passwort LSSA1.

Teil 2: Wiederholung

Im ersten Schritt hast du erfahren, dass du zunächst den Anspruch an dich selbst ändern solltest. Wiederhole noch einmal alle Dinge, die du in Bezug auf dein Gewicht nicht länger akzeptieren wirst:

1. ____________________

2. ____________________

3. ____________________

4. ____________________

5. ____________________

Außerdem bist du dir darüber bewusst geworden, welche Geschichten du dir erzählst, um dich nicht verändern zu müssen. Was waren noch mal deine fünf häufigsten Rechtfertigungen?

1. ____________________

2. ____________________

3. ____________________

4. ____________________

5. ____________________

In Schritt 2 hast du eine echte Entscheidung getroffen und dein Ziel klar definiert. Schreibe nun noch mal deinen Zielsatz auf und erkläre in drei bis fünf Sätzen, warum es dir so wichtig ist, dieses Ziel zu erreichen.

Mein Zielsatz:

____

Das Ziel hinter meinem Ziel:

____

____

____

____

In Schritt 3 hast du erfahren, welche gute Absicht hinter deinem Essverhalten steckt. Zusammen mit deinem kreativen Teil hast du dann drei alternative Verhaltensweisen erarbeitet. Welche waren das?

1. ____________________

2. ____________________

3. ____________________

Im nächsten Schritt bist du dir über deine sabotierenden Glaubenssätze bewusst geworden und hast diese durch motivierende ersetzt. Wie lauten deine neuen motivierenden Glaubenssätze?

____

____

____

In Schritt 6 hast du die motivierenden Kräfte von Schmerz und Freude kennengelernt. Außerdem hast du erfahren, wie du wunderbare Gefühle mit deinem neuen Lifestyle verknüpfen kannst und schreckliche Emotionen mit deinem alten Essverhalten assoziierst.
Gehe zurück zu Übung 11 und wiederhole, welche fünf Maßnahmen du in Bezug auf dein Gewicht schon lange umsetzen wolltest.

1. ____

2. ____

3. ____

4. ____

5. ____

Wiederhole auch, welche negativen Auswirkungen es haben wird, wenn du diese Maßnahmen nicht augenblicklich umsetzt, und welche Vorteile es hat, wenn du sie umsetzt.

____

____

____

In Schritt 7 hast du dich mit deinen bisherigen Werten auseinandergesetzt und dich gefragt, welche Wertvorstellungen du haben müsstest, um einen schlanken Lifestyle mühelos führen zu können. Wiederhole hier noch einmal deine neue Wertehierarchie:

1. ______________________________

2. ______________________________

3. ______________________________

4. ______________________________

5. ______________________________

6. ______________________________

7. ______________________________

8. ______________________________

9. ______________________________

10. ______________________________

Nachdem du dir über deine neuen Werte bewusst geworden bist, hast du dich mit deiner Identität befasst. Im Zuge dessen hast du ein neues Selbstbild definiert. Fasse noch einmal stichpunktartig zusammen, wie dein neues Ich ab heute beschaffen sein wird.

____

____

____

In Schritt 9 hast du dich mit dem Thema Erfahrungen auseinandergesetzt. Du hast gelernt, dass jede Erfahrung nur die Bedeutung hat, die du ihr beimisst. Außerdem hast du darüber nachgedacht, welche Erfahrungen du sammeln solltest, um deinem neuen Selbstbild und deinen neuen Werten gerecht zu werden.

Wiederhole, welche Erfahrungen du in Zukunft sammeln möchtest und bis zu welchem Zeitpunkt:

Erfahrung	Bis wann?
1	
2	
3	
4	
5	
6	
7	
8	
9	
10	

In Schritt 10 hast du deinen ganz persönlichen Lifestyleplan noch einmal optimiert. Denn erfolgreiche Menschen geben nicht auf, wenn etwas nicht auf Anhieb funktioniert. Sie ändern einfach ihre Strategie so lange, bis sie ihr gewünschtes Ziel erreicht haben. Wiederhole im Folgenden deinen aktuellen Lifestyleplan:

Mein zweiter Lifestyleplan

Handlung	Ab wann?	Bis wann?	Warum?	Ziel erreicht?

Außerdem bist du dir im letzten Kapitel über den Prozess deiner Gewohnheiten bewusst geworden und hast dir kreative Methoden ausgedacht, wie du deine Muster unterbrechen kannst. Am Schluss hast du dir überlegt, wie du dich für deine Fortschritte in Zukunft belohnen kannst. Wiederhole noch mal, wie du zukünftig deine Muster unterbrechen wirst:

Gewohnheit	Musterunterbrechung

Wiederhole zum Schluss noch einmal, wie du dich für deine Zwischenschritte belohnen wirst:

Zwischenschritt	Belohnung
1	
2	
3	
4	
5	
6	
7	
8	
9	
10	

Nun möchte ich dir ganz herzlich danken, dass ich dich als dein Coach Schritt für Schritt durch dieses Buch begleiten durfte. Danke für dein Vertrauen, deine Offenheit und deine Bereitschaft, zu lernen und dich persönlich weiterzuentwickeln.

Ich habe viel Zeit damit verbracht, mich auf das Thema Gewicht zu spezialisieren. Durch meine Erfahrung mit vielen tausenden Menschen, habe ich Schlüsselerkenntnisse darüber gewonnen, wie meine Klienten die Beziehung zu ihrem Körper und sich selbst verbessern können. Weil ich bei ihnen täglich sehe, dass Veränderung möglich ist, war es mir ein Anliegen, dir in diesem Buch die wesentlichen Schritte meines Coachingprogramms vorzustellen. Auf diese Weise war es mir möglich auch dir die Chance zu geben, das Thema Übergewicht einmal aus einer anderen Perspektive zu betrachten. Ich bin mir sicher, dass deine unerwünschten Kilos bald der Vergangenheit angehören werden, wenn du weiterhin so fleißig an dir arbeitest, wie du es im Verlauf dieses Buchs getan hast. Um weiterhin am Ball zu bleiben, höre gerne in meinen kostenlosen wöchentlichen Podcast rein oder lasse dich durch meine täglichen Posts bei Instagram inspirieren. Den Podcast findest du auf allen Podcastapps unter dem Namen LIFESTYLE SCHLANK. Auf Instagram findest du mich unter @julia_shinecoaching.

Solltest du trotz der vorgestellten Methoden noch Schwierigkeiten haben, das Gelernte umzusetzen, heißt das nicht, dass du gescheitert bist. Es bedeutet lediglich, dass du vielleicht noch etwas intensivere Unterstützung benötigst. In diesem Fall wäre vielleicht mein 10-wöchiges Online Programm LIFESTYLE SCHLANK das Richtige für dich. Durch den zeitlichen Rahmen, meine persönliche Begleitung und den Austausch mit Gleichgesinnten, fällt es Menschen oft leichter in die Umsetzung zu kommen. Alle Infos über den Ablauf und den nächsten Programmstart erhältst du auf shinecoaching.de.

Abschließend möchte ich dir noch einen Gedanken mit auf den Weg geben: Du kannst jeden Tag neu entscheiden, wie dein Leben weitergehen wird. Du kannst neu entscheiden, ob du gesund, schlank, witzig, positiv, liebevoll, erfolgreich, engagiert oder was auch immer du sein möchtest, sein wirst. Du musst dafür nur das, was du sein möchtest, in dir selbst erkennen und anfangen, danach zu leben.

It's your time to shine! ☼

Deine Julia ♡

Danksagung

Glücklich ist nicht der, der alles hat, was er will,
sondern der, der zu schätzen weiß, was er hat.

… und das weiß ich!
Deshalb möchte ich mich heute von ganzem Herzen bei allen Menschen bedanken, die mich bei diesem Buch so tatkräftig unterstützt haben.
Angefangen hat alles mit einer Inspiration, und diese war ganz klar Ruth Urban. Danke Ruth! Auch für deine große Hilfe bei der Umsetzung dieses Projekts.
Ein riesengroßes Dankeschön geht an Jörg, der jedes Kapitel gelesen und fleißig korrigiert hat.
Ein weiteres riesengroßes Dankeschön geht an meine geliebte Mutter. Danke Mama, dass du mich mit dem Glauben hast aufwachsen lassen, dass immer alles so kommt, wie es kommen soll. Dieser Glaube hat mir das Vertrauen und Selbstbewusstsein gegeben, meine Ideen immer umzusetzen sowie Rückschläge als Herausforderung und Chance zu sehen, aber nicht als Grund aufzugeben. Du hast es vorgelebt und warst mir immer in allem ein großes Vorbild.
Auch bei meinem verstorbenen Vater möchte ich mich bedanken. Danke Papa, dass du mir immer das Gefühl gegeben hast, etwas ganz Besonderes zu sein, und dass du immer stolz auf mich warst, egal, was ich getan habe. Danke, dass du dich meiner Entwicklung nie durch deine eigene Vorstellung für mich und mein Leben in den Weg gestellt hast. Dadurch habe ich nie das Gefühl gehabt, jemand sein zu müssen, der ich nicht bin. Für diese mentale Freiheit bin ich für immer dankbar, denn ich erlebe täglich in meinem Job, aber auch in meinem näheren Umfeld, welche großen Auswirkungen es haben kann, wenn Menschen das Gefühl haben, den Ansprüchen ihrer Eltern gerecht werden zu müssen. Und obwohl wir uns leider nie wiedersehen können, weiß ich, dass du wegen dieses Buchs stolz auf mich wärst und das bedeutet mir die Welt.
Danke auch an meine Schwester, ohne die das Thema Übergewicht vielleicht gar nicht so präsent in meinem Leben gewesen wäre. Heute ist

Viva übrigens eine schlanke, 1,76 m große, bildhübsche Blondine. Danke Viva, dass du immer für mich da bist und mich in Stil- und Entscheidungsfragen tatkräftig unterstützt. Außerdem bin ich unendlich stolz darauf, dass du deinen Traum von einem eigenen Cafe verwirklicht hast und mit dem Bloggers das schönste Cafe in Konstanz erschaffen hast.
Ein ganz großes Dankeschön geht auch an meinen Partner Martin, der schon seit 2003 immer für mich da ist, wenn ich ihn brauche. Danke, dass du mich die Person sein lässt, die ich bin. Es gab noch kein Projekt, keine Idee, keinen längeren Auslandsaufenthalt, dem/der du dich in den Weg gestellt hättest. Abgesehen davon, dass du mich in allem, was ich mache, von ganzem Herzen unterstützt, bist du gleichzeitig eine riesengroße Inspiration für mich. Was du in den letzten Jahren mit Jugglerz auf die Beine gestellt hast, ist einfach unglaublich und beweist mir jeden Tag aufs Neue, dass alles möglich ist, wenn man die Dinge mit Leidenschaft anpackt und fest an sich glaubt. Ich bin unendlich stolz auf dich.
Danke an alle meine Klienten, die mir so großes Vertrauen entgegenbringen. Ohne euch hätte ich niemals die Erfahrung und das Know-how sammeln können, um ein solches Buch zu schreiben. Und ohne euer fleißiges Mitwirken wäre mein Programm niemals so erfolgreich. Ein besonderes Dankeschön geht an Lori, Lea, Nina und Anette, die sich für mich sogar vor die Kamera gestellt haben. Und auch an alle Programmteilnehmer, die ich schon für meinen Podcast oder Instagram interviewen durfte. Euer Mut und eure Bereitschaft die Komfortzone zu verlassen ist immer wieder eine riesengroße Inspiration für mich.
Danke an den Stiebner Verlag, der mir als Newcomer-Autorin eine Chance gegeben hat und mich in der Umsetzung des Projekts so fair, geduldig und liebevoll behandelt hat, als wäre ich Joanne K. Rowling.
Danke auch an Axel, der mir im Gegenzug für eine Flasche frisch importierten Sang Som (billiger Thai-Rum) und ein paar frische Thai-Chilis in allen Rechtsfragen zur Seite gestanden ist.
Und danke an alle meine Freunde, einfach dafür, dass ihr mir zuhört, mir bei Entscheidungen zur Seite steht, mir bei technischen Problemen helft und mich aufbaut, wenn es mir gerade mal nicht so gut geht. Ihr wisst, wer gemeint ist!

Literaturverzeichnis

Bandler, Richard: Leitfaden zu persönlicher Veränderung, Bookmark NLP, 2014

Baumeister, Roy und Tierney, John: Die Macht der Disziplin. Wie wir unseren Willen trainieren können, Goldmann, 2014

Claussnitzer, Melina, Ph.D., Dankel, Simon N., Ph.D., Kim, Kyoung-Han, Ph.D., Quon, Gerald, Ph.D., Meuleman, Wouter, Ph.D., Haugen, Christine, M.Sc., Glunk, Viktoria, M.Sc., Sousa, Isabel S., M.Sc., Beaudry, Jacqueline L., Ph.D., Puviindran, Vijitha, B.Sc., Abdennur, Nezar A., M.Sc., Liu, Jannel, B.Sc., Svensson, Per-Arne, Ph.D., Hsu, Yi-Hsiang, Ph.D., Drucker, Daniel J., M.D., Mellgren, Gunnar, M.D., Ph.D., Hui, Chi-Chung, Ph.D., Hauner, Hans, M.D. und Kellis, Manolis, Ph.D.: FTO Obesity Variant Circuitry and Adipocyte Browning in Humans, in: The New England Journal of Medicine, 2015, online verfügbar unter: www.nejm.org/doi/pdf/10.1056/NEJMoa1502214

Duhigg, Charles und Schmidt, Thorsten: Die Macht der Gewohnheit. Warum wir tun, was wir tun, Piper, 2013

Hermann, Nadja: Fettlogik überwinden, Ullstein, 2016

Johnston, B. C., Kanters, S., Bandayrel, K., Wu, P., Naji, F., Siemieniuk, R. A., Ball, G. D. C., Busse, J. W., Thorlund, K., Guyatt, G., Jansen, J. P. und Mills, E. J.: Comparison of Weight Loss Among Named Diet Programs in Overweight and Obese Adults. A Meta-Analysis, in: Journal of the American Medical Association, S. 923–935, 2014

Lichtman, S. W., Pisarska, K., Berman, E. R., Pestone, M., Dowling, H., Offenbacher, E., Weisel, H., Heshka, S., Matthews, D. E. und Heymsfield, S. B.: Discrepancy between self-reported and actual caloric intake and exercise in obese subjects, in: The New England Journal of Medicine, S. 1893-1899, 1992

Livingstone, K. M. u. a.: FTO genotype and weight loss. Systematic review and meta-analysis of 9563 individual participant data from eight randomised controlled trials, BMJ, 2017, online verfügbar unter: dx.doi.org/10.1136/bmj.i4707

Maslow, Mark: Kalorienverbrauch beim Sport, 2018, online verfügbar unter: www.marathonfitness.de/tools/kalorienverbrauch-sport-tabelle/

McClave, S. A., Snider, H. L.: Dissecting the energy needs of the body, in: Current Opinion in Clinical Nutrition and Metabolic Care, 2001, online verfügbar unter: www.unboundmedicine.com/medline/citation/11224660/Dissecting_the_energy_needs_of_the_body_

Mohl, Alexa: Neue Wege zum gewünschten Gewicht. Abnehmen mit NLP, Junfermann, 1998

Preuk, Monika: Die 20 dicksten Diätlügen, Focus Online, 2013, online verfügbar unter: www.focus.de/gesundheit/ernaehrung/abnehmen/diaetluegen/richtig-abnehmen-19-diaetluege-veranlagung-ist-schuld-am-uebergewicht-_aid_461555.html

Robbins, Anthony: Grenzenlose Energie. Das Power Prinzip, Ullstein, 2004

Robbins, Anthony: Das Robbins Power Prinzip. Befreie die innere Kraft, Ullstein, 2004

Rosenthal, Robert, Ph.D. und Jacobson, Lenore, Ed.D.: Pygmalion in the Classroom: Teacher Expectation and Pupils' Intellectual Development, Crown House Publishing, 2003

Sawyer B. J., Bhammar, D. M., Angadi, S. S., Ryan, D. M., Ryder, J. R., Sussman, E. J., Bertmann, F. M. und Gaesser, G. A.: Predictors of fat mass changes in response to aerobic exercise training in women, in: Journal of Strength and Conditioning, S. 297–305, 2015

Servan-Schreiber, David: Die neue Medizin der Emotionen, Goldmann, 2006

Watters, Ethan: DNA Is Not Destiny: The New Science of Epigenetics. Discoveries in epigenetics are rewriting the rules of disease, heredity, and identity, in: Science for the Curious Discover, 2006, online verfügbar unter: discovermagazine.com/2006/nov/cover

Zittlau, Jörg: Warum zu viel Zucker uns dumm macht, 2015, online verfügbar unter: www.welt.de/gesundheit/article148017029/Warum-zu-viel-Zucker-uns-Dumm-macht.html

Register

Abwechslung (Ernährung) 57
Aktivitätsfaktor 75
Ansprüche (erhöhen) 16
Audioübung 28, 36, 43
Auslöser 131

Belohnung 131, 138, 140

Diäten (warum sie nicht funktionieren) 11
Dopamin 90

Emotionen (als Antrieb) 89
Entscheidungen, echte 24
Erfahrungen (neu deuten) 123
Erfolg (messen) 140
Ernährungstagebuch 39

Fettmasse 51
Fokus (auf Verbotenes) 79
Fortschritt (belohnen) 138
Freude (als motivierende Kraft) 89
FTO-Gen 50

Gesamtumsatz 75
Geschmackssinn (Beeinflussung) 10
Gesundes Essen (als Dickmacher) 56
Gewohnheit (Prozess) 130
Glaubenssätze, motivierende 70
Glaubenssätze, sabotierende 46, 64
Grundumsatz 74

Irrtümer 50

Kalorienbedarf 73, 77
Körpermasse 51
Kräfte, motivierende 89

Lebensqualität 57
Lifestyle, neuer 12, 146
Lifestyle, schlanker 13, 92
Lifestyleplan 73, 85, 87, 143, 144, 153
Lügen 23
Muskelmasse 51
Musterunterbrechung 134
Mythen 50

Nachteile, kurzfristige 92
Neuroassoziationen 91

Obst 56

Persönlichkeit (durch Erfahrungen) 125
Perspektive (verändern) 15, 88
Placeboeffekt 49

Rechtfertigungen 19

Scham 24
Schmerz (vermeiden) 89
Selbstbild (verändern) 110
Selbstvertrauen 22
Sport 53
Stoffwechsel (Mythos) 51
Strategien, neue 43

Übergewicht (Entstehung) 8
Übung 17, 22, 27, 34, 39, 43, 64, 71, 85, 93, 106, 114, 123, 127, 131, 136, 140, 144
Unterbewusstsein (Definition) 9

Veränderung 112
Verantwortung (übernehmen) 16
Verbote (bei Diäten) 11
Vergleiche (in die falsche Richtung) 20
Verhaltensmuster (durchbrechen) 134
Verharmlosungen 20
Vorteile, langfristige 92

Werte, Für- und Wider- 99
Wertekonflikte 99
Werte, unvereinbare 99
Wundermittel 52

Zeit (Mangel) 19
Ziel (Definition) 28
Zusatzstoffe 61